AF590630

LETTRES
A UN MÉDECIN
DE PROVINCE,

Pour servir à l'histoire de la médecine

EN FRANCE.

Par Mr Goulin.

Animos novitate tenebo. Ovid.

A COPENHAGUE,

Et se trouvent à Paris

Chez PYRE, libraire, rue Neuve-Richelieu-Sorbonne.

M. DCC. LXIX.

LETTRES
A UN MÉDECIN
DE PROVINCE,

Pour servir à l'histoire de la médecine

EN FRANCE.

Animus meminisse horret. [illegible]

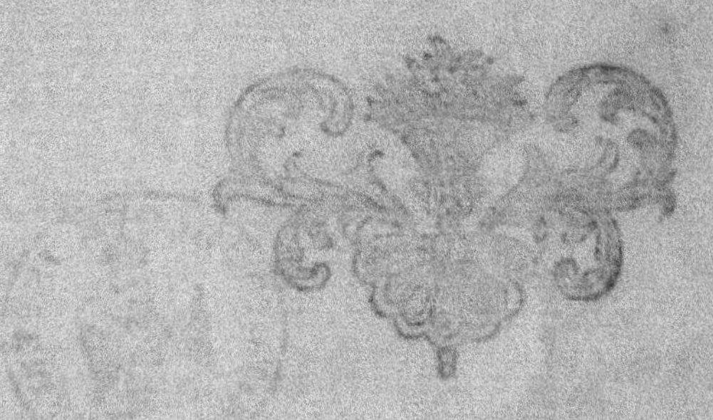

A COPENHAGUE,

Et se trouve à Paris

Chez PYRE, libraire, rue Neuve-Richelieu-Sorbonne,

M. DCC. LXIX.

LETTRES
A UN
MÉDECIN DE PROVINCE.

LETTRE I.

Vous m'avez souvent dit, monsieur, que vous étiez fâché de ne pouvoir rompre les engagements qui vous tiennent éloigné de la capitale, pour venir y former une société qui s'occupât à recueillir, & par elle-même, & par des correspondants, tout ce qui se passe en France relativement à la médecine; persuadé que ce commerce pourroit servir un jour à son histoire, qui n'est pas assez connue, & même aux progrès de l'art. J'ai enfin conçu le dessein de réaliser votre vœu. Cette société existe; vous en serez le lien par votre correspondance, dont elle retirera surement un grand avantage. Ce sera toujours à vous que seront adressées les lettres que nous écrirons, & le public en aura la communication.

Nous ne suivrons d'autre ordre que celui qui s'observe dans une lettre à un ami. Nous nous attacherons moins au style qu'aux choses : nous ne chercherons qu'à être clairs, précis, vrais, mais sans fiel & sans aigreur.

Comme la littérature de médecine a toujours été & est encore la moins connue, nous nous en occuperons d'une manière particulière. Les découvertes, qui viendront à notre connoissance, vous seront communiquées. L'histoire naturelle, la physique médicinale, la médecine proprement dite & ses branches, la vétérinaire même, feront l'objet de notre nouveau commerce. Un sujet sur-tout, qu'on a trop négligé jusqu'ici en France, ne sera point oublié; il fait une partie essentielle de l'histoire de la médecine : ce sera de rendre hommage à ceux qui pendant leur vie auront enrichi l'art de leurs écrits, & favorisé par-là ses progrès; ou qui auront bien mérité de la patrie & de l'humanité dans l'exercice pénible de leur profession.

Notre correspondance deviendroit absolument inutile, si tout ce qui regarde la médecine se trouvoit rassemblé dans deux ouvrages périodiques connus & estimés : le premier est le *journal de médecine*, commencé en 1754, qui a pris forme entre les mains de m. VANDERMONDE, docteur-régent de la faculté de Paris, & qui est devenu meilleur depuis qu'il est passé dans celles de m. ROUX, docteur-régent de la même faculté, lequel, à beaucoup de connoissances en tout genre, joint un jugement sûr & solide : le second est le *journal des sçavans*, dont la partie de médecine est traitée par un autre docteur de Paris, m. MACQUER, qui depuis long-temps jouit d'une réputation bien méritée.

La nature de ces deux journaux ne permet pas d'y faire entrer une infinité de choses curieuses, d'anecdotes singulieres, de faits intéressants qu'il est bon de recueillir, & de mettre comme en dépôt pour servir un jour à l'histoire de l'art.

Un autre ouvrage pourroit paroître destiné à remplir cet objet ; mais outre qu'il ne se compose pas en France, on conviendra sans peine que l'auteur a manqué son but. Que nous présente, en effet, chaque feuille de la *gazette de médecine*, imprimée à Bouillon? des articles souvent trop étendus, copiés mot pour mot du journal économique, de celui de médecine même, & des autres écrits de ce genre qui paroissent en Allemagne. On y voit, il est vrai, de temps en temps quelques notices sur des livres nouveaux, lesquelles ne contiennent autre chose que ce qui a été dit ailleurs ; mais ce qui s'y rencontre avec une espece de complaisance, ce sont des annonces emphatiques d'élixirs, d'eaux, de poudres, sans oublier de longs certificats, pour constater les prétendues guérisons opérées par leur moyen ; ce qui ne tend qu'à fomenter l'ignorance, & à accréditer dans l'esprit du peuple le charlatanisme, contre lequel on devroit plutôt le prémunir.

Pour nous, nous suivrons une autre route ; & à mesure que nos correspondances s'augmenteront, nous étendrons le plan que nous avons énoncé ; ainsi nous remonterons à l'origine des différentes facultés du royaume ; nous en décrirons les exercices ; nous ferons connoître les thèses nouvelles qu'on y soutient. Mais nos recherches ne se borneront pas là uniquement ; la totalité de l'art doit trouver place dans nos lettres. Or, comme on sçait, la diététique, la chirurgie, la pharmacie, étoient très-anciennement dévolues à ceux qui portent encore le nom de médecins strictement pris. Bien qu'elles soient depuis long-temps séparées, & qu'elles forment trois corps distincts ; bien qu'aujourd'hui ces corps aient chacun une constitution particulière, une existence propre, des fonctions différentes, & une consistance à part & décidée, qui fixe les droits respectifs de chacun, il n'en est pas moins vrai qu'ils sont liés, qu'ils se donnent, pour ainsi dire, la main; qu'ils se prêtent un secours mutuel, & que le bien de l'humanité dépend de leur union.

Si cela est, comme on n'en sçauroit douter, ce qui a rapport aux deux derniers ne doit pas être omis; ainsi les établissements faits en leur faveur, dans l'étendue du royaume; l'époque, la forme de ces établissements, leur consistance, les actes probatoires pour parvenir à la maîtrise, seront également consignés dans la suite de notre commerce, dès que nous aurons completé la somme des instructions nécessaires à cet égard. Ne pouvons-nous pas nous flatter que nos lettres, écrites sur ce plan, contiendront le tableau général de la médecine en France?

Nous prions donc les médecins, les chirurgiens, & les apothicaires, de favoriser notre projet; de nous faire part de leurs recherches, & de nous communiquer les remarques littéraires, les faits, les anecdotes, tant anciennes que récentes; enfin tout ce qu'ils croiront capables d'être recueilli & conservé pour servir un jour à l'histoire particuliere de l'art de guérir. *

* Les personnes, qui voudront bien acquiescer à notre

Malgré le nombre d'ouvrages, tant biographiques que bibliographiques, dont il semble que la médecine puisse se glorifier, nous ne le dissimulerons point, il est constant qu'il faut revenir sur ses pas. On est sans cesse arrêté dans sa marche; ce n'est qu'erreur ou incertitude. Les premiers, qui aient travaillé sur ces objets, ont été très succincts, parcequ'ils n'avoient pas de guides; tels furent CASTELLANUS, SCHENCKIUS, PASCHALIS GALLUS, &c. . . . . . Ceux qui les ont suivis, non contents de les copier sans examen, ont grossi leurs recueils de ce qu'ils ont trouvé dans des catalogues toujours plus ou moins fautifs : ces derniers sont VAN DER LINDEN, LIPÉNIUS, MERCKLIN, MANGET, &c. . . . . . sans parler de GOELICKE, de DOUGLASS, de mm. HALLER, ELOI & MATTHIAS.

MERCKLIN n'a fait qu'augmenter la seche nomenclature de VAN DER LINDEN; il a doublé des articles; souvent même il a attribué à un auteur ce qui appartient à un autre; & dans les courtes vies qu'il a données des médecins, il n'a fait que copier WOLFGANG JUSTUS, écrivain très inexact, sur la chronologie sur-tout.

---

demande, sont priées d'adresser leurs paquets, francs de port, chez Pyre, Libraire à Paris, rue Neuve-Richelieu-Sorbonne.

On a reproché, il y a long-temps, & avec raiſon, à LIPÉNIUS de s'être mêlé d'une choſe qui n'étoit pas de ſa compétence, & de s'être laiſſé tromper par des titres qu'il n'entendoit pas.

MANGET, bien plus volumineux que MERCKLIN, & certainement moins utile, à cauſe des fautes nombreuſes dont il a défiguré le travail de ce dernier, a changé, il eſt vrai, la forme primitive, mais incommode de l'ouvrage; il s'eſt d'ailleurs écarté de ſon objet, en inſérant de longues obſervations de pratique, qui ne devoient pas avoir place ici. Il n'a donné qu'une indigeſte compilation, dans laquelle il n'a pas inſéré le quart de tout ce qui auroit pu entrer dans ſa *bibliotheca ſcriptorum medicorum*.

Que trouve-t-on dans le *dictionnaire hiſtorique* qui parut en 1756, 2 vol. in-8°. mis au jour par m. ELOI? l'hiſtoire des médecins, tirée de différents ouvrages, qui n'ont pas le même degré d'eſtime. Cependant il a été reçu avec plaiſir; il s'eſt infiniment répandu, & il jouit d'une eſpece de réputation qu'il ne mérite pas. Les inexactitudes, qui ſe rencontrent dans ce dictionnaire, ſont ſans nombre.

GOELICKE, quel que ſoit le cas qu'on fait de ſes ouvrages, perd ſouvent à être conſulté.

Le *bibliogr. anatom. specimen* de DOUGLASS n'est pas à l'abri de la critique : si l'auteur eût embrassé un plan plus vaste, ses fautes seroient sans doute plus excusables ; mais sa composition ne passe pas 263 pages in 8°.

Le *studium medicum* de m. HALLER a demandé beaucoup de lectures ; mais outre la difficulté de trouver ce dont on a besoin, il est plein de répétitions & de contradictions : nous avons appris à nous en défier.

Un médecin allemand, m. MATTHIAS, donna en 1761 un ouvrage intitulé, *conspectus historiæ medicorum chronologicus*, in-8°. Ce n'est presque qu'une table chronologique. La seule utilité dont il puisse être, est de servir de renseignement ; mais comme l'auteur ne cite point, & qu'en plusieurs endroits il a copié les fautes des écrivains précédents, on ne doit pas toujours s'en rapporter à lui.

La même incertitude, répandue dans l'histoire biographique & bibliographique de la médecine, existe à l'égard des découvertes dans les différentes branches de cette science.

On pourroit faire voir que plusieurs anatomistes ont donné comme nouvelle la description de certaines parties que leurs prédéceſſeurs avoient démontrées longtemps auparavant.

Un grand nombre de ſyſtêmes phyſiologiques n'ont-ils pas reparu dans le dernier ſiecle & dans celui-ci, ſans autre différence que d'être ſans doute plus développés, & préſentés avec ce que l'éloquence a de plus ſéduiſant, & la métaphyſique de plus élevé & de plus abſtrait ?

La chirurgie moderne quelquefois n'a fait que remontrer des méthodes, des inſtruments, & des moyens que l'ancienne pourroit revendiquer.

On n'ignore pas que la botanique a changé de face, & qu'il a paru depuis cent cinquante ans des ſyſtêmes qui ne ſont peut-être pas auſſi neufs qu'on le croit, ou qui au moins ont leurs fondements dans des ouvrages oubliés ou peu connus.

L'origine de la chymie ſe perd dans la nuit des temps : les opérations, dont elle s'occupe, pratiquées ſans interruption, pour l'utilité des arts, mais ſans éclat & ſans faſte, ſont enfin tombées, après une longue ſuite de ſiecles, entre les mains de gens myſtérieux, qui pendant un eſpace aſſez conſidérable ont affecté d'y répandre l'obſcurité la plus grande, afin de faire regarder cette ſcience comme nouvelle, & d'avoir tout le mérite de l'invention. Pour voiler davantage leur travail, les artistes du XV & du XVI siecle ont imaginé des caracteres hiéroglyphiques ; & comme les oracles ils ne parloient qu'en énigmes. La barriere élevée pour rendre inaccessible l'entrée de la chymie, est enfin rompue ; des géants l'ont renversée ; à la place de cet antre impénétrable, ils ont élevé un édifice plus régulier, dans lequel tout est démontré avec candeur & vérité ; l'avenue en est permise, facile, agréable. Plusieurs de ces hommes si mystérieux n'ont pu dérober leurs plagiats à la sagacité d'un des plus sçavants chymistes de nos jours ; on l'a entendu plus d'une fois restituer au véritable inventeur, des découvertes qu'un autre s'étoit appropriées. Parmi les artistes plus modernes, peut-on dire qu'il ne s'en soit pas trouvé d'ingrats envers leurs maîtres? N'y en a-t-il pas qui se sont vantés d'avoir imaginé des méthodes & des procédés qui existoient long-temps avant eux?

La même chose n'est-elle pas arrivée dans la médecine pratique, qui a tant d'obligation à HIPPOCRATE, puisque le premier, il en a rassemblé les principes? Deux ou trois siecles après la mort de ce grand homme, n'a-t-on pas vu les empiriques, les méthodiques & autres sectes, nourris de la doctrine puisée dans ses écrits, le méconnoître, & cependant adopter comme d'eux des dogmes qu'ils y avoient appris? Armé des traits de la plus subtile dialectique, GALIEN, qui est venu dissiper ces troupes ennemies, a eu besoin lui-même, douze siecles après, qu'on prît sa défense. Un sçavant nous disoit, il y a quelque temps, qu'il lui seroit aisé de montrer qu'on a dérobé à GALIEN des découvertes, lorsque l'on commença à sentir en Europe la nécessité d'étudier l'anatomie.

Ceux qui se sont rendus coupables de cette infidélité qui les déshonore, n'ont eu & n'ont encore que trop d'imitateurs. N'a-t-on pas fait reparoître comme nouveaux des remedes & des moyens de curation consignés, mais cachés dans d'énormes volumes qu'on ne lit plus? Les exemples de cette espece d'usurpation se renouvellent tous les jours; ils ne doivent point être tolérés, ils méritent d'être decelés; c'est un service à rendre au public, que de le détromper à cet égard; c'est le moyen sans doute d'empêcher la multiplication de ces ouvrages inutiles, enfantés par l'amour-propre, & par l'envie de passer pour auteur. Que resteroit-il de certains livres, qui semblent établir une nouvelle doctrine, si l'on en retranchoit tout ce qui a été pris des écrivains qu'on ne connoît presque plus? Le nombre prodigieux de volumes dans tous les genres, & particulierement en médecine, met pour un temps le plagiaire à l'abri de la découverte; mais il est à la fin reconnu. Il ne paroît pas qu'on se soit jusqu'ici assez attaché à cet objet; ne seroit-il pas important de s'en occuper? Ne devra-t-il pas faire une partie du plan que nous nous proposons de remplir?

Nous sommes en état d'accumuler des preuves tendantes à appuyer notre assertion, que l'histoire biographique & bibliographique de la médecine est encore à faire. Nous les produirons toutes les fois que l'occasion s'en présentera; elles démontreront le besoin de recueillir tout ce qui peut servir à élever un jour cet édifice à la gloire de l'art. Nous ne mettons pas au nombre de ces matériaux les observations théoriques & pratiques qui sont autant de courtes dissertations. Elles appartiennent de droit au journal de médecine où elles ont coutume d'être inserées. La nature de nos lettres ne nous permet d'employer que des faits nuement présentés, & dégagés de tout raisonnement physiologique.

Si nous ne nous trompons pas sur le plan dont nous venons de vous faire part, monsieur, il nous semble que personne, avant nous, ne l'avoit pas seulement entrevu, bien loin d'avoir songé à l'exécuter. Les journaux estimés, que nous avons cités, en suivent un depuis long temps, à la satisfaction du public : aussi ne prétendons-nous pas enlever à leurs auteurs la gloire d'un travail dont ils s'acquittent si bien, ni les matériaux qu'ils ont droit de revendiquer. Notre objet est de recueillir ce qu'ils n'ont pas jugé à propos d'admettre ; nous ne toucherons pas non plus à la littérature étrangère. Nous ne ferons pas d'extraits en forme ; la nature d'une lettre ne le comporte point ; nous nous contenterons de donner des notices raisonnées dans lesquelles nous aurons pour but d'écarter d'un ouvrage tout le faux des systêmes hazardés ; de rendre à un écrivain ce que l'ambition maladroite d'un plagiaire s'efforçoit de lui dérober ; d'apprécier les nouvelles opinions, de renvoyer les vieilles aux siécles d'ignorance qui les ont vu éclore ; de déterminer enfin avec une exactitude rigoureuse ce qu'il y aura véritablement de neuf.

Ecrites dans ce goût, nos lettres pourront peut-être un jour rendre l'étude de la médecine moins longue & moins pénible ; on y trouvera un préservatif contre l'erreur : & chaque ouvrage ainsi réduit à sa juste valeur, épargnera aux sçavants un temps mieux employé, qu'à lire un volume d'inutilités.

Si nous ne paroissons à découvert qu'à vous, monsieur, c'est que nous voulons conserver, & la liberté de prononcer, dont nous jouissions dans notre ancien commerce, & cette noble franchise qui ne connut jamais ni la bassesse de la flatterie, ni les détours & les ruses infâmes de la médisance & de la calomnie.

Nous avons l'honneur d'être,

MONSIEUR,

Vos très humbles & très obéissants, &c.

Ce 10 septembre 1769.

LETTRE 2.

1°. TANT qu'a duré notre premier commerce, vous ne vous trouviez instruit, monsieur, que du nom de ceux que la mort enlevoit à la médecine & à l'humanité ; nous entrerons dorénavant à cet égard dans un plus grand détail. Nous commencerons par ce qui regarde un médecin célebre, dont le nom est autant connu dans les pays étrangers qu'il le fut en France.

Antoine Ferrein naquit à Frespech en Agénois d'une famille ancienne, & de parents qui vivoient noblement. Il fit ses premieres études à Agen depuis 1706 jusqu'en 1712, qu'il y finit son cours de philosophie. D'Agen il alla à Cahors, où il demeura l'année 1713 & une partie de 1714. Peu décidé pour lors sur l'état auquel il se fixeroit, il entendoit successivement les leçons des professeurs en droit, en médecine, en théologie, & cultivoit les mathématiques, le dessein, la méchanique & la physique sur-tout, pour lesquelles il avoit montré du goût dès l'âge de neuf ans. Résolu enfin de prendre le parti de la médecine, il se rendit à Montpellier en 1715. Dirigé dans ses études par mm. Vieussens & Deidier, favorisé d'ailleurs d'une mémoire heureuse, & joignant à ces avantages une ardeur incroyable pour le travail, ses progrès furent rapides. C'est dans cette école qu'il prit pour l'anatomie ce goût qu'il a toujours conservé, & qui lui a mérité une partie de sa réputation. Vers la fin de 1717 il fut reçu bachelier. Il sortit presqu'aussitôt de Montpellier pour se rendre en Provence, où l'appelloient quelques affaires. A peine étoit-il arrivé à Marseille, où déja la réputation d'habile anatomiste l'avoit précédé, qu'il fut pressé par des médecins & des chirurgiens, & autres personnes de considération, d'y faire un cours d'anatomie : il ne crut pas devoir se refuser à leurs instances. Ses démonstrations anatomiques, où assisterent un grand nombre de personnes respectables, furent accompagnées de leçons sur l'économie animale, & sur les maladies qui demandent l'opération de la main. De retour à Montpellier, il y reçut le bonnet de docteur des mains de m. Chicoyneau, alors chancelier de l'université : celui-ci fit l'éloge du récipiendaire dans un discours qui, suivant l'usage, doit rouler sur un objet de médecine. Quelque-temps après on nomma

m. Ferrein pour remplir la place d'un professeur absent, m. Astruc. Deux chaires étant venues à vaquer, il entra au concours avec six autres compétiteurs : ce fut en 1731 & 1732. Quoiqu'il ait remporté les suffrages de tous ceux qui furent témoins de cette dispute, & qu'il ait été du nombre des trois concurrents présentés au roi pour la nomination, elle n'eut cependant pas lieu en sa faveur : les deux chaires furent le partage de mm. Marcot & Fizes. Cette préférence inattendue fut sensible à m. Ferrein, qui quitta presqu'aussitôt Montpellier pour se rendre à Paris. Le cardinal de Fleuri l'ayant sçu, voulut le voir : attention qui annonce qu'il connoissoit parfaitement son mérite, & qui prouve en même temps le cas qu'il en faisoit. Après un accueil gracieux & honorable pour m. Ferrein, le prélat lui dit, pour le consoler, que s'il n'avoit pas été nommé à une des deux chaires, comme il s'en étoit rendu digne par la supériorité qu'il avoit montrée dans la dispute contre ses concurrents, c'est que ce choix avoit été déterminé par des raisons particulieres & de convenance. Il lui témoigna qu'il étoit juste de le dédommager, & l'assura qu'il le recommanderoit à m. Chicoyneau, qui venoit de succéder à m. Chirac dans la place de premier médecin du roi. Dans le même temps m. Chauvelin, garde des sceaux de France, lui fit dire que, s'il avoit dessein de retourner à Montpellier, on érigeroit en sa faveur une nouvelle chaire : quoiqu'il se sentît très-flatté de cette offre, il ne crut pas devoir l'accepter.

En 1733 m. Ferrein partit pour aller joindre notre armée d'Italie en qualité de médecin en chef des hôpitaux. La calomnie ne le laissa pas tranquille dans ce poste ; mais il en triompha : ce fut un léger orage qui ne diminua point la confiance dont le gouvernement le croyoit digne. En effet, à peine étoit-il de retour à Paris, en 1735, qu'il eut ordre de se rendre dans le Vexin-François, où la suette faisoit de violents ravages. La méthode qu'il suivit fut des plus heureuses ; car on a remarqué qu'il ne mourut aucun de ceux qu'il traita. La cour, instruite de ces succès, lui demanda sa méthode, qui fut observée dans la Brie avec un égal avantage.

L'hydre meurtriere, qu'il venoit d'abattre, annonçoit assez ce qu'on pouvoit attendre de ses forces ; il put donc se flatter, sans présomption, qu'il en avoit assez fait pour avoir droit à la confiance du public. Elle lui étoit dûe ; il l'obtint à son retour dans la capitale, où il résolut de se fixer. Eonséquence il se présenta à la faculté de nédecine : il y fut reçu bachelier en 1736, & licentié le 25 août 1738. L'idée avantageuse, qu'il avoit donnée de lui, ne se démentit pas durant ses deux années d'exercice : aussi eut-il le premier lieu, seule distinction que la faculté accorde aux futurs docteurs, & qui entretient l'émulation ; mais distinction d'autant plus flatteuse, que celui qui l'obtient la doit en partie à ceux mêmes qui aspirent à l'honneur de l'obtenir. Il prit le bonnet de docteur le 27 octobre de la même année.

M. Ferrein, dont le mérite ne pouvoit plus être équivoque après dix ans de preuves, fut admis par l'académie des sciences au nombre de ses membres en 1741. Quelque glorieux que soit le titre d'académicien, il lui falloit un poste où il parût plus à découvert, & dans lequel il pût exercer le talent qu'il avoit pour enseigner : bientôt il s'en trouva un à remplir. M. Andry, professeur de médecine & de chirurgie au collége royal, étant mort en 1742, m. Ferrein fut nommé pour lui succéder ; & en 1750 le célebre m. Winslow s'étant démis de sa place de professeur d'anatomie au jardin du roi, le choix tomba encore sur lui.

Les fonctions de professeur public n'empêcherent point l'ardent anatomiste de faire des cours particuliers, d'où sont sortis un grand nombre de disciples, qui ont rendu son nom célebre dans tous les pays de l'Europe. Ses leçons n'étoient pas restreintes à l'anatomie seule ; il enseignoit encore toutes les parties qui doivent constituer le médecin, & le rendre habile dans sa profession, tant sur la théorie que sur la pratique. Comme il étoit économe de son temps, ses occupations journalieres lui en laissoient assez pour voir des malades, pour donner des consultations chez lui à tous ceux qui venoient lui demander des avis sur leur santé, & pour répondre à celles qu'il recevoit de province ; il en trouvoit aussi pour remplir les devoirs d'académicien : on en a la preuve dans les mémoires anatomiques qui se trouvent de lui dans le recueil de cette sçavante compagnie. Quelques années avant sa mort, m. Ferrein cessa de faire des cours particuliers ; mais on le vit toujours également exact à enseigner au collége royal, & dans l'amphithéâtre du jardin du roi, où le nombre de ses auditeurs fut toujours très-considérable.

Enfin il demanda un survivancier pour le collége royal : vingt-six ans d'exercice autorisoient sa demande ; elle lui fut accordée ; & son successeur désigné fut m. Portal, médecin de la faculté de Paris, qui, sans avoir puisé dans la capitale ses connoissances anatomiques, est venu pour les y faire briller sur un vaste théâtre, & pour former, à l'exemple de son prédécesseur, & à l'âge du célebre Vésale, des disciples qui assureront sa réputation naissante. M. Ferrein ne survécut pas long-temps à cette espece de démission, & termina sa carriere le 1 mars 1769.

Il nous suffit de vous avoir retracé le tableau général de la vie & des occupations d'un des plus habiles anatomistes de nos jours. Un sçavant académicien, dont la plume embellit tous les sujets qu'elle traite, est chargé d'en préparer l'éloge. C'est à lui qu'il est réservé de nous montrer m. Ferrein sous un jour brillant; c'est lui qui sçaura, d'une main intelligente, répandre sur son tombeau les cyprès funéraires & les lauriers du mérite.

M. Ferrein n'a point écrit pour le public; mais on trouve dans le recueil de l'académie plusieurs mémoires de sa composition, dont nous vous parlerons incessamment.

II. Dans votre derniere lettre vous paroissiez très-empressé, monsieur, de sçavoir ce que c'est qu'un ouvrage dont vous avez vu seulement l'annonce; il est juste de vous satisfaire.

Le titre emphatique qu'il porte * a excité d'abord la curiosité de plusieurs personnes; & sur l'étiquette, le livre sembloit devoir faire fortune : ces belles espérances se sont bientôt évanouies. Dispensez-nous, monsieur, de vous en faire l'analyse; contentez-vous de sçavoir que nous avons lu cet ouvrage avec toute l'attention dont nous sommes capables; ajoutons même avec la prévention la plus favorable. Après la lecture de la préface, nous avons presque été séduits; l'illusion s'est dissipée à mesure que nous avançions avec l'auteur. Arrivés à la fin, nous avons été convaincus qu'il n'avoit pas encore démontré l'oppression de la nature par la médecine moderne. Nous ne nions pas que plusieurs médecins ne méritent ce reproche; c'est une triste vérité dont les plus habiles dans l'art conviennent. Une autre vérité également reconnue, c'est qu'il faut en revenir à la méthode hippocratique. Mais ces deux vérités ne nous paroissent pas démonstrativement prouvées dans cet ouvrage. Hip-

---

* La nature opprimée par la médecine moderne, ou la nécessité de recourir à la méthode ancienne & hippocratique dans le traitement des maladies; *par m.* TOUSSAINT GUINDANT, *docteur en médecine de l'université de Montpellier, médecin de l'hôtel-dieu d'Orléans, aggrégé au collége des médecins, & de la société royale d'agriculture de la même ville.* Paris, Debure, 1768, *in-12.*

pocrate, un des plus grands génies que la médecine ait jamais eus, & qu'on peut même appeller le pere de l'art, n'a point établi de systême dans sa pratique; il s'est contenté d'observer & de rapporter fidélement ses observations. Un esprit moins solide eût pu bâtir des hypothèses. Il a sans doute été appellé pour des malades affoiblis par de grandes évacuations, par des hémorrhagies, par des saignées; mais il se seroit bien gardé de conclure que toutes les maladies procédoient de ces causes, comme le prétend m. Guindant. Pour avancer une telle assertion, deux ou trois faits ne suffisent pas; la conclusion est vicieuse; c'est dire, *post hoc, ergò propter hoc.* On pourroit reprocher à l'auteur de s'être attaché trop long-temps sur les qualités que doivent avoir les médecins: ni eux, ni le public ne les ignorent; cet objet d'ailleurs ne vient qu'indirectement au sujet.

Pour aller au but, il semble que l'auteur, sans donner dans aucune hypothèse, sans raisonner en physiologiste, auroit dû faire voir la marche de la nature dans toutes les maladies, depuis l'invasion jusqu'à l'état, & depuis l'état jusqu'à la fin; indiquer la maniere dont elle agit pour se débarrasser du fardeau qui l'opprime; apprendre quand le médecin doit être simple spectateur, &

quand il doit opérer; & sur-tout prouver par les faits qu'il a été l'oppresseur de la nature, pour avoir donné des remedes à contre-temps, ou contr'indiqués. Ce projet sera sans doute exécuté par m. Guindant, lorsqu'une pratique plus longue aura grossi ses observations, & que le feu de la jeunesse aura été tempéré par la maturité de l'âge. S'il veut entreprendre ce travail, les talents qu'on lui connoît répondent d'un succès assuré.

III. Il parut à peu près dans le même temps un ouvrage d'un autre genre, composé par un homme à qui la chirurgie françoise a de grandes obligations.

Ce volume, annoncé d'un ton plus simple que le précédent *, suppose une suite qui formera la seconde partie. En attendant que l'auteur la mette au jour, nous allons vous faire connoître la premiere, qui contient seulement 353 pages; mais auparavant il faut sçavoir, qu'en qualité de secrétaire perpétuel de l'académie de chirurgie, m. Morand étoit chargé de faire l'histoire de cette compagnie, & de diriger l'ordre dans lequel doivent être rangés les

---

* Opuscules de chirurgie, *par m.* MORAND, *de l'académie des sciences & de plusieurs autres*, premiere partie. A Paris, chez Desprez, 1768, *in-4°*.

mémoires lus dans ses séances, & d'en conduire l'édition. Il s'étoit attaché au plan de l'académie royale des sciences, & l'avoit suivi dans l'histoire du quatrieme volume; elle étoit même déja imprimée en 1764. Ce fut en cette année que m. Morand, pour des raisons qu'il ne nous convient pas de pénétrer, se démit de sa place. On nomma pour lui succéder m. Louis qui crut devoir rejetter tout ce que son prédécesseur avoit fait, & adopter un autre plan. Ce changement n'a pas été approuvé de tout le monde; il a même déplu à des chirurgiens éclairés; & les erreurs du nouvel historien de l'académie de chirurgie, ont été relevées par m. Roux, (*journ. de med. avril* 1768.) C'est pour prouver à ses confreres les soins qu'il s'étoit donnés à cet égard, que m. Morand a jugé à propos de mettre au jour ces opuscules; ce sont les pieces justificatives de son travail & de son zele pour l'honneur du corps. Ils sont divisés en quatre articles.

Dans le *premier*, il rend compte des ouvrages publiés par différents membres de l'académie de chirurgie, depuis 1751 jusqu'en 1761; il en donne une analyse claire, succincte, au moyen de laquelle on a une idée précise de chaque ouvrage.

Le *deuxieme* renferme les éloges de mm. Bassuel, Malaval, Verdier, Garengeot, Daviel, Faget : ils nous ont paru écrits avec cette candeur & cette impartialité qui sont les qualités essentielles de tout historien.

Le *troisieme* contient divers morceaux relatifs à l'histoire & à l'illustration du collége de chirurgie de Paris : 1°. un mémoire sur la vie & les écrits d'Habicot, lu à la séance publique du 30 mai 1741 : (on le trouve imprimé dans les *recherches critiques & historiques sur l'origine*, &c. *de la chirurgie en France*, in-12, t. ij, pag. 356.) Dès la premiere ligne m. Morand releve une erreur de Devaux, auteur de l'*index funereus chirurgorum Parisiensium*, qui dit qu'Habicot étoit de Rouen, bien qu'il fût de Bonny en Gâtinois. Nous aurons quelque jour occasion de montrer que cet *index* n'est point exact dans les dates, lesquelles ont cependant été adoptées sans examen par tous ceux qui ont parlé des chirurgiens dont il donne la liste.

En indiquant le *paradoxe myologique*, ouvrage d'Habicot, imprimé en 1610, m. Morand dit qu'il fut dédié au *fameux Duret*. Il y a en ceci plus que de l'inexactitude ; il faut le relever, parceque c'est un point essentiel de l'histoire littéraire. Il y a eu deux Duret ; l'un & l'autre médecins de la faculté de Paris, & successivement professeurs au collége royal : le premier est l'auteur d'un commentaire sur les coaques d'Hippocrate ; (il fut même surnommé l'*Hippocrate de la France*) ; il s'appelloit *Louis*, & fut pere de *Jean*, auquel Habicot dédia son ouvrage. Quoique *Jean* eût beaucoup de sçavoir & de mérite, & qu'il fût le digne fils & successeur de son pere, l'épithete de *fameux* ne lui convient point, puisque la réputation du pere fut plus brillante que celle du fils. M. Morand est donc ici dans le cas d'un historien qui, voulant parler de Thomas Corneille, l'appelleroit le *fameux Corneille*.

2°. Un discours dans lequel on prouve qu'*il est nécessaire au chirurgien d'être lettré*, &c. . . . Cette assertion, avancée dans un temps de dispute & d'animosité, a paru un paradoxe, ou du moins a été reçue comme une nouvelle mode, qui semble d'abord ridicule, à laquelle pourtant les yeux se font insensiblement, qu'on adopte ensuite volontiers, & qu'on seroit fâché enfin d'abandonner. Il faut convenir de bonne foi que l'entrée des belles-lettres est ouverte à tout le monde ; & l'on ne conçoit pas trop aujourd'hui pourquoi on vouloit la fermer aux chirurgiens françois, si ce n'est peut-être que l'on ait présumé que les premieres années de la jeunesse occupées aux belles-lettres, étoient un temps absolument perdu pour un art dont l'exercice demande une dextérité qui ne s'acquiert plus à un certain âge. Au reste, ce discours est écrit d'un style simple & clair.

3°. *Premier acte public* du collége royal de chirurgie, soutenu le 25 octobre 1749.

4°. *Discours prononcé par le président* à cet acte : il est latin & françois.

5°. *Discours* (aussi latin & françois) *prononcé* (par m. Morand) *à l'acte public soutenu par m. Loustoneau fils......* le 2 octobre 1753.

6°. Une *lettre* au pape Benoît XIV, & sa *réponse*.

Le *quatrieme* article contient des *observations & mémoires de chirurgie :* on y remarque par-tout le chirurgien habile & le praticien consommé.

On ne sçauroit trop presser m. Morand de nous donner la seconde partie de ces opuscules ; elle achevera de prouver combien est grande la perte que l'académie de chirurgie a faite d'un secrétaire si zélé pour son illustration.

IV. S'il est vrai que l'anatomie soit nécessaire à ceux dont la fonction est de secourir leurs semblables, sans cesse exposés à succomber sous l'effort des maux les plus cruels, combien plus doit-elle l'être pour ceux dont la profession est de traiter dans leurs maladies ces êtres moins nobles, à la vérité, que l'homme, mais qui partagent ses travaux, & qui servent à ses besoins ou à ses plaisirs ! Ne pouvant se faire entendre que par des cris douloureux, ou des gémissements sourds, le médecin vétérinaire n'a de ressource pour connoître la nature & le siége des maladies auxquelles les animaux sont sujets, que la connoissance exacte & parfaite de leur organisation. Quoique les premieres notions de l'anatomie humaine nous viennent de l'anatomie zootique, les progrès de celle-ci cependant ont été fort lents, tandis que l'état où se trouve aujourd'hui la premiere, semble nous laisser bien peu de chose à désirer.

L'anatomie zootique étant négligée, la vétérinaire ne fut pendant long-temps exercée que par de grossiers empiriques. Ce n'est guere que dans notre siecle qu'elle a mérité de porter véritablement le nom d'art, & sur-tout depuis que notre auguste Monarque, par des établissements multipliés, a excité l'émulation, & la soutient par des honneurs & par des récompenses. Personne n'ignore l'effet qui en est résulté. Pour ouvrir plus surement l'entrée de la vétérinaire, un homme, dont le zele répond aux talents, vient de donner, sous un titre modeste, un ouvrage nécessaire*, qui est le résultat d'un travail de vingt années. Contre l'ordinaire des auteurs qui augmentent à chaque édition leur ouvrage, m. Bourgelat a resserré le sien dans cette troisieme. Il ne le regarde pas même comme étant dans un état de perfection; il avoue de plus qu'il peut s'y être glissé des erreurs, & il convient avec franchise qu'il n'a encore fait que défricher & préparer le terrein, qui deviendra fertile dans d'autres mains. Mais les éleves instruits, qui sont sortis des écoles où préside ce maître habile, prouvent le mérite de cette hippotomie, que nous avons parcourue avec plaisir. Un jour viendra, sans doute, où l'on nous donnera l'anatomie des autres animaux domestiques que nous avons un égal intérêt de conserver. Ce projet seroit bien digne de m. Bourgelat.

Nous avons l'honneur d'être,

MONSIEUR,

Vos très-humbles & très-obéissants, &c.

Ce 20 septembre 1769.

---

* Elémens de l'art vétérinaire. Précis anatomique du corps du cheval, à l'usage des éleves des écoles royales vétérinaires; *par m.* BOURGELAT, *directeur & inspecteur général des écoles vétérinaires, commissaire général des haras du royaume, correspondant de l'académie royale des sciences de France, membre de l'académie royale des sciences & belles-lettres de Prusse, ci-devant écuyer du roi en chef de son académie établie à Lyon.* Paris, Vallat-la-Chapelle, 1769, *in*-8°. de 530 pages.

LETTRE 3.

I. NOTRE premiere lettre, monsieur, nous en a attiré une, signée d'une personne qui nous traite *à la Scaliger*. Il étoit difficile de s'attendre à une sortie pareille, & à des invectives aussi peu fondées, après la maniere modérée dont nous avons parlé des ouvrages qui nous ont paru repréhensibles, bien que nous ayons eu pour leurs auteurs les plus grands égards. Nous avions cependant promis de fournir nos preuves suivant que l'occasion s'en présenteroit; on la fait naître plutôt que nous n'aurions cru. Sans nous permettre aucune récrimination, ni aucune expression choquante, nous allons montrer à notre censeur que nous n'avons pas critiqué sans raison des ouvrages qui sont à la vérité entre les mains de tout le monde, faute de mieux; mais auparavant vous aurez à essuyer la lecture de la mordante épitre de m. Mooneerden. En la rendant publique, nous foulons aux pieds l'amour-propre. Les injures ne déshonorent que ceux qui les disent.

EPISTOLAM vestram paucis abhinc diebus è typis sublatam, & per cuncta urbis compita non avarâ manu sparsam, iterùm atque iterùm legi, ô rerum in medicinâ antiquarum & novarum recensores occultati, necnon cujusvis scriptionis Aristarchæ strenui. Pace tamen vestrâ dixerim hocce novum omninò, & dignum sanè cui faveat asclepiadea gens, mihi arrideret propositum, ni tumidâ voce in auctores optimos fuissetis arroganter invecti; quod molestissimè fero, quodque graves admodùm & justas in vos suscitabit inimicitias. Inter Gallos advena ego, plurimas Europæ percurrendo regiones, certior factus sum, eam quam jactatis censuram, nec jure nec merito exagitatam esse, sed potiùs ventilatam. Nihil facilius est quàm lacessere verbis procacibus & calumniari, nullâ adhibitâ argumentorum auctoritate. Vos, qui scientiæ regnum contenditis affectare, cur obliti estis illius veteris scholæ adagii (sit tamen vocum venia) plus potest asinus negare, quàm doctor probare? Nonne ergo istorum, quos vocabant andabatas, gladiatorum certamina renovatis? Quos autem deprimere audacter estis conati, à longo jam tempore isti rerum iatricarum proceres habentur; nec sine insolenti ambitione, aut putidâ ignorantiâ, ab eo quem occupant locum sublimem, dejici possunt: quid Pygmæi contra Gigantas? Italia tamen quam vidi; Germania quam peragravi; Anglia in quâ opimo scientiarum omnium lacte quasi saginatus fui; Batavia, natale solum, quam veneror, plurimi faciunt doctas quas fastiditis lucubrationes; dum pudor imbellisque normæ manus potens vetare debuisset, egregiæ mentis virorum laudes culpâ deterere ingeni. Quid enim? vastum opus quasi incepit VAN DER LINDEN non sine gloriâ: auctum prodiit ad artis certè incrementum, studio & operâ MERCKLINI laborum & vigiliarum haud impatientissimi; nec mediocri fructu in omnium manibus versatur. Sed quæ vestram mentem obnubilat obcæcatve ἀμαύρωσις, cùm inter reprehendendum MANGETUM in omni scientiarum genere cumulatissimum deliratis insanitisque! Viget vigebitque *utile variâque eruditione refertum hippocraticæ artis lexicon ab illust.* ELOI *palàm factum. De re* ἰατρικῆς *literariâ optimè meruit* GOELICKE, *cui vix parem invenietis. De isto autem scientissimi* MATTHIÆ *opere, quod vastissimam historiæ tum biographicæ, tum bibliographicæ notitiam redolet, nihil est quod dicam; cùm sane mirandum non sit si quis, in tam capaci vixque noto pelago navigans, quandóque incedat dubius, vel à curriculo deflectat. Suas quoque, non verò exiguas, laudes sibi vindicat bibliographiæ anatomicæ specimen à celeb.* DOUGLASSIO *conscriptum. Ast proh dolor! & quod vobis dedecori summo vertat! qui potuistis (ni vos rabies livorque* ἐνθουσιαςικοὺς *& phreneticos reddidissent) dente iniquo lacerare opus doctissimi* HALLER, *quod omne tulit punctum, quodque ceu profundissimus criticæ scientiæ abyssus habetur, cujus ostium ex speculâ prospicitis, nedum eo polleatis animo ut ejus fundum petere audeatis, homunciones superbi & alienæ gloriæ invidentes. Quæ cùm ita sint, ad meliorem mentem redeatis, vos adhortor.*

Nunc ego mitibus mutare quæro tristia, dum mihi & orbi sane medico fiatis amici, recantatis quæ in hos malè vibrantur opprobriis.

MOONEERDEN, D. M.

Nous pourrions composer un volume des erreurs & des inexactitudes répandues dans les ouvrages de Mercklin, Manget, Eloi, &c..... mais nous nous contentons de prendre, dans notre recueil de notes, ce qui s'est d'abord présenté. Si nous avions voulu choisir, notre réponse eût trop tardé, & la bile de notre censeur, qui n'est peut-être pas seul de son parti, se seroit exaltée de nouveau. Bien que ces observations ne contiennent pas ce qu'il y a surement de plus répréhensible dans ces ouvrages, elles suffiront pour notre justification & pour imposer silence à m. Mooneerden, il verra que nous n'avons pas eu l'imprudence de parler sans connoissance de cause, & sans être bien sûrs de notre fait.

Nous avons dit que MERCKLIN doubloit les articles, & que d'un seul homme il en faisoit deux. Qu'on ouvre son gros livre, & on verra *pag.* 38, *col.* j. *ANDREAS ALPAGO bellunensis*; & plus bas *pag.* 40, *col. j. ANDREAS BELLUNENSIS.* Il est évident qu'en ce dernier endroit *Bellunensis*, qui désigne le lieu d'où étoit ALPAGUS ou ALPAGO, est mis pour un nom propre. MANGET, qui auroit dû s'appercevoir de cette erreur, l'a copiée; on peut voir la *pag.* 109, *col.* j, *lett.* A, & la *pag.* 279, *col.* j, *lett.* B. L'article bibliographique de ces deux endroits ne se ressemble pas. Outre cela, dans une addition que MERCKLIN donne comme de lui, *pag.* 38, on lit : *EMBITARIS tractatum de limonibus latinitate donavit* (Alpagus); & sous la *lett.* E, on lit *EMBITAR :* ce que *MANGET* n'a pas manqué de faire. Au lieu de ce mot ainsi défiguré, il falloit

* *ABENBITAR* ou *EBENBITAR*. Ce n'est cependant pas encore tout ce qu'il y auroit d'absurde à reprendre dans ces articles. Nous ne nous y arrêterons pas; nous allons vous dire deux mots de ce médecin du XVI siecle, sur lequel MERCKLIN, MANGET, HALLER, ELOI se taisent absolument.

ANDRÉ ALPAGUS OU ALPAGO, ou ALPAGI étoit de Belluno, ville de l'état de Venise. Massa le peint comme un homme dont la probité étoit égale au sçavoir. Son amour pour la philosophie fut si grand, qu'à l'exemple des anciens sages, il foula aux pieds les richesses, les plaisirs, & les commodités de la vie, pour ne s'occuper que de la recherche de la vérité & de l'utilité du genre humain. Dans ce dessein, il quitta son pays, & voyagea dans l'isle de Chypre, en Syrie, en Egypte, & dans d'autres contrées de l'Orient; il y fit un séjour de trente ans, pour se perfectionner dans la connoissance de la langue arabe, sans négliger d'ailleurs l'étude des sciences. Il se rendit si habile dans cette langue, qu'il traduisit en latin plusieurs ouvrages des médecins arabes, & corrigea les versions qu'on avoit faites avant lui. Quelle fut la durée de sa vie? c'est ce que nous n'avons encore pu découvrir. Mais comme

* malagentis, obiit, an. 1197. Matth. §. 100. pag. 55.

la premiere édition d'Avicenne, revue par Alpagus, est de 1544, imprimée à Venise par Thomas Junte, & qu'il paroît que ce fut d'après les manuscrits fournis à cet habile imprimeur par Paul Alpagus son neveu, il est à présumer qu'il étoit déja mort. En supposant qu'il sortit de son pays à trente ans, & ayant voyagé pendant trente autres années, il est naturel de penser qu'il mourut âgé au moins de soixante ans, & qu'ainsi il seroit né vers 1484.

Quant à son neveu PAUL ALPAGUS, Massa en parle comme d'un homme sçavant en médecine.

Ce n'est pas le seul endroit où MERCKLIN fasse deux hommes d'un seul. En voici un autre exemple : *pag.* 328, *col.* j, on voit *GEORGIUS GOMEZ PEREIRA;* & *pag.* 358, *col.* ij, mais hors de rang, *GOMETIUS PEREIRA.* C'est l'auteur d'un livre fort connu, *Antoniana margarita.* On n'a pas besoin d'avertir que ces deux articles se ressemblent & ne se ressemblent pas; c'est un chaos. Ce fameux ouvrage de Pereira fut critiqué; la réponse que fit l'auteur, est intitulé *Apologia.* De la maniere dont elle est annoncée par m. ELOI, il sembleroit que ce seroit un volume; mais elle ne contient que 18 *pag. in-folio.* Ni Bayle, ni dom Antonio, ni Moreri, ni

Ladvocat, ni Eloi, ni Manget ne parlent de l'année de sa naissance, ni de celle de sa mort. Comme il écrivoit cet ouvrage, qui a fait du bruit en 1654, & qu'il se dit lui-même âgé de cinquante-quatre ans, il s'ensuit qu'il doit être né en 1600. Quant à la date de sa mort nous l'ignorons.

Mercklin d'un seul homme en fait encore deux; *pag.* 875, *col.* ij. On y lit: PETRUS DE ABBANO; & *pag.* 878, *col.* ij, PETRUS DE APONO, al. ABANO. Pour cette fois Manget n'est pas tombé dans la même erreur. Il s'en faut beaucoup qu'on trouve dans ces deux auteurs une liste exacte & complete des ouvrages de ce fameux médecin.

On voit aussi *pag.* 30, *col.* ij, ALOYSIUS CORNARUS; & *pag.* 761, *col.* ij, LUDOVICUS CORNARUS. C'est le même LOUIS CORNARO, ce noble vénitien qui vécut au-delà de cent ans.

Et *pag.* 997, *col.* j, THEODORUS MAYERNUS TURQUETUS, dont le nom reparoît ainsi dans la seconde colonne: THEODORUS TURGUETUS, *de Mayerne.*

On peut reprocher à m. ELOI de doubler aussi les articles dans son *dictionnaire. Lettrine A*, on trouve ARGENTIER, mot qui reparoît ainsi, *lettrine L*, LARGENTIER. L'article est assez long sous la premiere dénomination, & fort court sous la seconde; mais ils ne sont point conformes quant à la liste qu'on donne des ouvrages de ce médecin.

A l'égard de ZACUT, il est dit qu'*on a quelques ouvrages de sa façon.* L'expression est singuliere. Imprimés séparément, ils forment dix volumes *in*-8°. au moins; réunis, ils sont contenus en deux volumes *in-folio.* On lit encore que l'ouvrage intitulé *medicorum principum historiæ* est en *dix* livres; il falloit *six*.

M. Eloi se trompe, en disant que BRICE BAUDERON naquit à *Parci*; ce fut à *Paray* ou *Parei*, comme écrit Bayle qu'on a copié. On nous apprend seulement qu'il a composé une pharmacopée, qui a eu d'abord une grande autorité. Pourquoi ne pas marquer la date de la premiere édition? c'est que Bayle ne l'a pas faite; & m. Eloi n'a pu le sçavoir; elle est de 1588, *in*-8°. Encore moins a-t-il pu nous apprendre qu'elle fût réimprimée plus de quinze fois, & qu'elle avoit été augmentée par Sauvageon médecin, & par Verni apothicaire. Mais quel est cet ouvrage dans lequel Bauderon se dit âgé de quatre-vingt ans? Bayle ne l'avoit pas omis; il est vrai que c'etoit en note, & une note échappe: c'est un traité de maladies; *in*-4°., intitulé *Praxis*, &c.

Ce médecin eut un fils nommé GRATIEN BAUDERON, sieur de Senecé, dont ne parle pas m. Eloi. Il suivit la profession de son père.

L'article GORRIS, qu'on lit dans ce même dictionnaire, est répréhensible. On n'en nomme que deux, *Pierre* & *Jean* son fils : nous en connoissons un troisième qui porta aussi le nom de *Jean*, & qui fut arrière petit-fils de *Pierre*.

1°. *Pierre de Gorris*, que m. Eloi se contente de nommer, fut co-opté & mis au nombre des docteurs de Paris en 1511. Il est bien auteur de deux ouvrages ; le premier ne fut pas d'abord imprimé sous son nom. Il a pour titre *Formulæ ;* c'est un petit *in*-16 de 83 feuillets, imprimé à Paris (par les soins de J. de Gorris qui le restitue à son père) en 1569, & non pas en 1560, comme le dit m. Eloi ; nous l'avons sous les yeux. Mercklin & Manget son copiste servile ont causé l'erreur qui se trouve dans le dictionnaire.

2°. *Jean de Gorris*, fils de Pierre, fut aussi médecin de Paris. L'article bibliographique qui le regarde, n'est ni exact ni complet. On ne parle pas de l'édition de 1564, *in-fol.* caractères italiques de ses *definitiones ;* on indique seulement celle de 1622, sans dire qu'elle fut augmentée & donnée par son petit-fils ; du reste il n'y a pas un mot des éditions séparées de ses autres petits ouvrages rassemblés dans cette dernière édition.

Van der Linden a tort de mettre sous son nom un recueil qui a pour titre *Opuscula quatuor*, &c. *Parisiis*, 1660. Teissier dans ses additions aux vies des hommes célèbres, écrites par m. de Thou, Mercklin & Manget font la même faute.

3°. Le troisième *Jean de Gorris*, petit-fils du précédent, & arrière-petit-fils de Pierre, fut aussi docteur de la faculté de Paris, & médecin ordinaire de Louis XIII. Il n'a pas été connu de m. Eloi, ni de Mercklin, ni de Manget. C'est lui qui est auteur des *Opuscula*, attribués par les deux derniers à Jean son aïeul. La méprise à cet égard est d'autant plus grande, qu'après avoir exactement marqué la date de la mort de l'aïeul en 1577, on indique comme de lui un recueil imprimé en 1660, dont la première pièce est une these à laquelle le petit-fils présida en 1625; la seconde, une autre these dont il fut aussi président en 1657; & la troisième, une réfutation de l'ouvrage d'un chirurgien, lequel ne parut qu'en 1619.

Sous la lettre M. m. Eloi parle d'un médecin qu'il appelle *Monathiolus* (*Henri*). Croiroit-on qu'il s'agit de Henri de MONANTHEUIL, dont le nom latinisé est MONANTHOLIUS. Ce qu'on en dit ici est bien peu de choses. Qu'apprend-on par ces mots, *il a été en estime en 1600*? Il n'eut pas été difficile de sçavoir qu'il étoit docteur de la faculté de Paris, qu'il exerça la médecine en cette ville, qu'il fut lecteur & professeur au collége royal pour les mathématiques, qu'il mourut en *1606*, âgé de 70 ans, &c. &c....

Suivant le même *dictionnaire*, LAURENT BELLINI mourut le 8 Janvier 1703, âgé de 68 ans. La date de sa mort est juste, mais sa carriere n'a pas été si longue; il naquit le 3 septembre 1643; ainsi il étoit seulement dans sa soixantième année. Mais l'annonce des ouvrages de Bellini est incomplette.

Entr'autres articles qui n'apprennent rien, produisons celui-ci: *VAUTIER, premier médecin de Louis XIV. Il mourut le 4 Juillet 1652, âgé de 63 ans.* On auroit dû nous dire par exemple, qu'il étoit docteur de Montpellier, qu'il fut médecin de Marie de Médicis; qu'en 1631, étant entré dans les intrigues de la cour, il fut arrêté avec le maréchal de Bassompierre & l'abbé de Foix, & conduit ainsi qu'eux à la bastille, d'où ils ne sortirent qu'en 1643, après la mort du cardinal de Richelieu; qu'il fut ensuite médecin du cardinal Mazarin ; qu'en 1646 il succéda à m. Cousinot, dans la place de premier médecin du roi ; qu'en 1649 enfin après avoir guéri Monsieur, frere unique du roi, sa majesté le gratifia de l'abbaye de s. Taurin d'Evreux, &c. &c.....

Nous aurions pu grossir la liste des erreurs & des inexactitudes répandues dans les ouvrages de Mercklin, Manget, Eloi; celles que nous venons de relever, seront sans doute suffisantes pour prouver à notre censeur combien ses invectives sont mal fondées. Dans une autre lettre nous ferons voir que Goelicke, Douglass, & m. Haller sont tombés dans des fautes qui rendent leurs ouvrages défectueux.

II°. Les moyens proposés par m. Paulet, pour arrêter la contagion de la petite-vérole, ont sans doute fait naître une feuille *in*-8°. qui se débite actuellement ici *. Dans la supposition que la source du mal vénérien se trouve dans la capitale, on viendroit à bout, nous dit-on, de la tarir, en établissant à chaque premiere barriere un bureau composé de deux

---

* Projet raisonné, & moyens immanquables pour arrêter les progrès, empêcher la circulation, & détruire jusqu'au principe des maux vénériens dans toute l'étendue du royaume. A Londres (Paris), 1769, *in*-8°. de 15 pag.

inspecteurs ; & pour ménager la pudeur des femmes, de deux inspectrices : & un second bureau de deux vérificateurs à chaque seconde barriere. Toutes les personnes qui sortiroient de Paris, pour retourner en province, y seroient visitées ; & tous ceux qui seroient déclarés malades, obligés de se faire traiter, moyennant une certaine somme, dans des hôpitaux qu'on construiroit à cet effet sur le bord de la Seine. Ce projet, qui paroît être présenté sérieusement, ne doit pas être pris sur ce ton ; on peut le regarder tout au plus comme les rêveries de quelque oisif. Quoi qu'il en soit, l'auteur qui a voulu ménager la pudeur des femmes, en établissant des inspectrices, auroit bien dû s'embarrasser un peu de l'honneur des pauvres maris, qui accompagnant leurs femmes seront quelquefois forcés de s'en retourner seuls, celles-ci étant obligées de passer la quarantaine dans l'hôpital. La preuve d'infidélité ne sera point équivoque. Cet inconvénient qu'on n'a pas prévu (car on ne s'avise jamais de tout), donnera lieu de la part des femmes à la maltote, & à bien des sorties de contrebande ; alors que deviendra la ferme ?

Mais si l'on veut des moyens immanquables, en voici qui valent bien ceux de l'homme à projet : ce seroit de rappeller la sévérité des mœurs antiques, de bannir le luxe des habits & des tables, de faire revivre les loix contre l'adultere, de taxer les célibataires, d'ordonner aux prostituées & aux courtisanes du grand air de porter sur leurs habillements des marques de l'infamie dont elles osent se parer, & de les soumettre tous les quinze jours à une visite dont elles seroient obligées de produire un certificat.

III. Quoique vous ayez fixé votre séjour assez près d'un lieu célèbre par ses eaux salutaires, vous êtes trop instruit, monsieur, & trop équitable pour leur accorder absolument la préférence sur celles qui peuvent, ou leur ressembler, ou en approcher. Ainsi vous entendrez préconiser les eaux du Bigorre & du Béarn, sans croire qu'on veuille attaquer l'excellence des autres. C'est à des cures multipliées de toute espèce, que ces anciennes eaux de la France méridionale doivent leur réputation. Des observations faites sur les lieux avoient été insérées dans différents ouvrages périodiques; elles furent rassemblées en 1760 dans une brochure fort mince qu'on a réimprimée cette année sous le même titre, * mais

* Précis d'observations sur les eaux de Barèges, & le*

grossie du double. Voici en quoi consiste cette augmentation.

1°. Un *avis de l'éditeur* qu'on reconnoît aisément à sa manière d'écrire. Il y donne des notions sur la nature des eaux de cette contrée; il dit un mot de chacune, & en détermine les vertus particulières; puis il s'arrête un moment sur le projet singulier d'établir de nouveaux bains dans un endroit où il y en a déja plus de trente. De la différence qu'il a remarquée entre les eaux de Bagnères & de Barèges, il prend occasion de rappeller l'opinion du *laxum* & du *strictum* des méthodiques qu'on sçait être celle de l'éditeur : il séme ensuite quelques réflexions sur la manière de traiter les maladies nerveuses & vaporeuses, par les relâchants; méthode qu'on a donnée pour nouvelle, & qui cependant est d'une antiquité très-reculée, puisqu'elle remonte au temps de Thémison. Il finit par se plaindre avec raison du soin que l'on a de cacher, ou de ne pas publier, les cas où, pour ces maladies, la méthode des relâchants n'a pas réussi.

Ce morceau est rapidement écrit : l'au-

---

autres eaux minérales du Bigorre & du Béarn : *ou* Extraits de divers ouvrages périodiques au sujet de ces eaux. *Seconde édition.* Paris, 1769, *in*-12. de *lix* pag. d'une part, & de 144 d'une autre.

teur tout plein de son objet, ne s'occupe point du style; il aime à s'exprimer comme il pense, avec vivacité; il pose des principes, mais laisse tirer les conséquences; il embrasse à la fois toutes les parties qui soutiennent le système le plus compliqué, mais il présume toujours assez favorablement de ses lecteurs, pour ne pas les priver du plaisir de les reconnoître eux-mêmes en l'étudiant.

L'autre morceau ajouté est l'*extrait* d'un mémoire sur les eaux minérales de Bagnères de Luchon, inséré dans le journal de médecine, année 1763, *juin* & *mois suivants*.

Nous avons l'honneur d'être,

MONSIEUR,

Vos très-humbles & très-obéissants, &c.

Ce 30 septembre 1769.

LETTRE 4.

LETTRE 4.

IL ne suffit pas sans doute d'avoir prouvé à notre bouillant censeur que les ouvrages de Manget, de Mercklin & d'Eloi sont remplis de fautes ; il faut le convaincre que d'autres auteurs ne sont pas moins répréhensibles, & que par conséquent on ne doit pas s'en rapporter à leur autorité sans examen. C'est, monsieur, ce que nous allons faire dans cette lettre.

Voici comment DOUGLASS (*Biblioth. anatom. specimen*, pag. 15.) parle d'un ancien médecin qu'on ne connoît, il est vrai, que par Galien : « MARINUS, anatomiste, » mit au jour vingt livres des *choses ignorées en anatomie par* LYCUS ; *on dit* que » Galien les a abrégés, en retranchant tout » ce qui n'avoit pas assez de rapport à l'anatomie. Il décrivit les muscles plus exactement qu'on n'avoit fait avant lui ».

On a de la peine à comprendre comment Douglass a pu parler de Marinus avec autant d'absurdité. S'il eût eu recours à Galien, il se seroit évité cette lourde faute. Il n'eût pas été difficile à Marinus de faire un livre qui contînt des choses ignorées en anatomie par un homme qui ne vint peut-être au monde que quand lui Marinus n'y fut plus ; mais auroit il eu la folie de lui donner le titre qu'il porte ? En effet, Marinus fut le maître de Quintus ; Quintus le fut de Lycus & de Satyrus, & ce dernier de Galien.

Mais cet ouvrage, intitulé Τῶν τῷ ἀγνοηθέντων Λύκῳ κατὰ τὰς ἀνατομάς (*de ignoratis Lyco in anatomiis*), est dû à Galien, qui s'en déclare expressément l'auteur (*de libris propriis*, cap. ij.).

Le Clerc (*histoire de la méd.*) a parlé de ce Marinus ; s'il en dit peu de choses, c'est qu'un plus long détail n'entroit pas dans son plan. Voici donc, d'après Galien, ce qu'on peut sçavoir de cet ancien médecin.

MARINUS, qui paroît être né vers la moitié du premier siécle de l'ère chrétienne, eut pour disciple Quintus ; celui-ci fut le maître de Lycus ainsi que de Satyrus, sous lequel Galien, âgé de vingt ans, fit ses premieres études de médecine à Pergame même, sa patrie.

Marinus, suivant Galien (*de Hippocr. & Plat. decret.* l. viij.), fut un des restaurateurs de l'anatomie, trop négligée avant lui. Il est louable (dit-il ailleurs, *admin. anat.* l. ij.), d'avoir donné un traité d'anatomie ; mais parce qu'il manque quelque chose à ses descriptions, & qu'elles ne sont pas assez claires, & plus encore parce que tous les anatomistes ne paroissent pas avoir expliqué d'une maniere bien nette, la partie la plus utile pour l'art (la chirurgie), j'ai été forcé de faire moi-même d'autres traités d'anatomie. Je ne me suis pas proposé, dit-il ailleurs, de reprendre les anciens anatomistes, si ce n'est en passant; mais seulement de donner un *abrégé* des administrations anatomiques, dont Marinus a composé un gros livre, obscur dans ses explications, & imparfait du côté des descriptions. Il marque dans un autre endroit, que cet *abrégé* étoit en quatre livres, & qu'il contenoit les vingt traités de Marinus : il en donne les titres, qu'il seroit trop long de rapporter ici.

Au reste, toutes les fois que Galien relève les fautes de ce médecin anatomiste, il en écarte toute aigreur. Personne (dit-il, *de muscul. dissect.*) n'a certainement décrit les muscles d'une maniere irrepréhensible; mais Marinus s'en est acquitté plus exactement que les autres.

On ne conçoit pas comment une critique si mesurée, a fait dire à GOELICKE (*hist. anatom.* pag. 28), au sujet de MARINUS, que Galien dans sa jeunesse avoit une extrême démangeaison de censurer sans ménagement les sçavants de son siécle. Cette sortie contre Galien est ici déplacée, puisqu'il porte ce jugement de Marinus dans la seconde édition du livre intitulé, *de admin. anat.* composé par lui dans un âge mûr (à quarante ans accomplis).

Ce n'est pas assez d'avoir rapporté ce qu'on sçait de MARINUS, il faut dire nécessairement quelque chose de LYCUS. Ce médecin étoit de Macédoine ; il fut disciple de Quintus, que Galien appelle le plus habile des anatomistes ; mais Lycus resta à peine un an avec lui. Quoique j'aie été en liaison avec tous les disciples de Quintus, dit Galien, & que j'aie entrepris de longs voyages par terre & par mer, je n'ai cependant pas vu Lycus de son vivant: tant qu'il a vécu, son nom fut ignoré des Grecs; actuellement qu'il est mort, on répand avec empressement quelques livres de lui.

Lycus (dit-il ailleurs, *de muscul. dissect.*) a composé un traité des muscles... ; mais il est trop long, parce qu'il ne tarit point dans ses explications, & qu'il emploie des raisonnements sur des points qui se trouvent, éclaircis par la dissection...... Mes amis ont exigé que je fisse quelque mention de ce que Lycus avoit omis, ou de ce qu'il avoit inexactement décrit ; parce qu'on regarde comme excellente & très-claire la description qu'il a donnée des muscles. Je me suis rendu à leurs instances, & ai composé l'ouvrage intitulé : *de ignoratis Lyco in anatomiis* ; (livre attribué bien mal-à-propos par Douglass à Marinus). Nous apprenons de plus de Galien (*de lib. propr.*), que Lycus avoit rassemblé toutes les découvertes anatomiques qui s'étoient faites jusqu'à son temps ; Galien ajoute que lui-même il avoit donné, en deux livres, l'abrégé de cet ouvrage de Lycus.

Il paroît encore que Lycus avoit écrit des commentaires sur Hippocrate ; car Galien l'accuse de n'avoir pas entendu sa doctrine, & de n'avoir pas saisi sa pensée.

Mais Douglass peche d'ailleurs contre la chronologie, en plaçant dans cet ordre Lycus, Quintus, Erasistrate, Marinus, Satyrus, qu'il auroit dû ranger ainsi : Erasistrate, Marinus, Quintus, Lycus, Satyrus.

C'est avec raison que Douglass (p. 251.) attribue à François Rousset, docteur en médecine, l'ouvrage françois qui a pour titre *Hystérotomotokie*, & qui fut imprimé à Paris en 1581 : mais il a tort d'indiquer comme de G. Bauhin la version latine de ce livre, imprimée à Paris en 1590 : nous l'avons sous les yeux ; elle est de Rousset lui-même, qui dit qu'il l'avoit faite il y avoit long-temps, & qu'en la mettant au jour il se rendoit aux sollicitations de ses amis : il remercie en même temps G. Bauhin de celle qu'il avoit entreprise : c'est cette derniere qui fut insérée dans le recueil des auteurs sur les maladies des femmes, imprimé à Basle en 3 vol. *in-4°.* en 1586, & non pas, comme le disent Mercklin & Manget, en 1566 (quinze ans avant la publication de l'ouvrage françois) ; & depuis dans le recueil *in-fol.* de Spachius, *Argent.* 1597.

Douglass n'est pas plus exact sur la date de la naissance de JEAN SCHENCK, de Graffenberg, qu'il fixe à l'an 1530, ni sur la durée de sa vie, qu'il dit avoir été de soixante-huit ans. Il est vrai que Mercklin, Manget, Eloi, disent la même chose ; mais le plan de Douglass étant très-borné, il auroit pu éviter cette faute en consultant le *Biblia iatrica* de Jean-George Schenck son fils. Voici ce qu'on y lit *pag.* 341 : *Vixit autem annis LXVII, M. IV. D. XXII. Medicinam fecit annis* 44, *obiit* 1598, *a. d. prid. id. IX*^bris. Ce qui signifie qu'il est mort le 12 novembre 1598, âgé de soixante-sept ans, quatre mois, vingt-deux jours. Cette date est précise : il étoit donc né le 20 ou le 21 Juin 1531, & non pas 1530.

Nous pourrions relever bien d'autres erreurs dans les articles de GALIEN, de BOTAL, de VÉSALE, d'AMBROISE PARÉ, &c.... &c. Mais comme nous n'entreprenons pas une critique en forme, nous allons passer à cet auteur, *dont on peut à peine trouver le semblable*, selon m. Mooneerden.

Ecoutons ce que dit GOELICKE, *hist. anatom.* pag. 101. *NICOLAUS HOBOKENUS, quem CONRINGIUS Nicolaum HABICOT vocat, natione gallus, professione verò chirurgus fuit. Edidit elegantem librum* de encheirisi anatomicâ, *linguâ gallicâ, in quo naturâ secundinarum describendâ præcipuè occupatus fuit*, &c.....

Il y a dans ce peu de paroles presqu'autant de fautes que de mots.

1°. Si Conringius (que nous n'avons pas sous la main) a cru que HOBOKEN & HABICOT étoient le même homme, il a eu tort : mais Goelicke auroit dû s'en assurer.

2°. HOBOKEN *étoit françois!* Son nom ne l'est pourtant pas : il y a plus, c'est qu'il naquit à Utrecht. Eloi le distingue d'Habicot, il est vrai, mais il le qualifie aussi d'anatomiste françois.

3°. HOBOKEN étoit docteur en médecine, & non pas chirurgien; mais ce dernier titre convient à HABICOT.

4°. Goelicke a-t-il vu ce livre de Hoboken, *de encheirisi anatomicâ*, composé en françois? S'il existe, s'il l'a vu, que ne le rapportoit-il en cette langue? On voit ici, pour le dire en passant, dans quelle méprise & quel embarras on jette ceux qui consultent, lorsqu'on leur présente le titre des ouvrages dans une langue différente de celle où ils sont écrits. C'est un reproche qu'on peut faire entr'autres à Lipénius; & même à Mercklin, lequel se proposant seulement de donner les titres des ouvrages latins, en a inséré d'autres qui ne sont que la traduction de titres françois, allemands, &c...... : ce qui nous a plus d'une fois très-embarrassés.

Pour revenir à l'article de Goelicke, on voit que tout y est confondu; Hoboken avec Habicot, & l'ouvrage anatomique de l'un avec l'ouvrage anatomique de l'autre.

Voici comment tout ceci doit être rectifié.

Habicot, chirurgien françois, mort en 1624, composa en 1610 un ouvrage intitulé, *Semaine anatomique*, dans lequel il donne un cours complet d'anatomie en sept leçons.

Hoboken, d'Utrecht, docteur en médecine, quarante-cinq ans après la mort d'Habicot, donna la premiere édition d'un livre intitulé : *Anatomia secundinæ humanæ*, &c... 1669 ; il fut réimprimé en 1672 & 1675. Il publia ensuite un autre traité sous ce titre : *Anatomia secundinæ vitulinæ*, 1675.

Le même Goelicke, *hist. chirurg*. p. 211, fait encore une semblable bévue : voici comment il s'exprime ; *D. LEMERY, qui aliàs scriptis suis chymicis diù innotuit, edidit* utilem medicum ossium, *sive anatomico-chirurgicam instructionem, quâ ratione non solummodo natura & proprietates ossium rectè intelligi, eorumdemque morbi cognosci, sed & feliciter curari debeant ; quem tractatum gallicè ab auctore editum, anno* 1711, *in germanicum idioma..... transtulit* Joannes-Andreas MAHLER, M. D.

En lisant cet endroit, nous avons cru d'abord qu'il étoit ici question d'une dissertation *sur la nourriture des os*, composée en 1704 par LOUIS LÉMERY, fils de Nicolas Lémery ; mais en lisant l'espèce d'analyse du livre dont Goelicke donne un titre méconnoissable, nous avons vu qu'il s'agissoit du *Traité des os* de JEAN-LOUIS PETIT, chirurgien de Paris.

Ces erreurs sont si grossieres & si singulieres, qu'on en trouveroit peu sans doute ailleurs de pareilles ; ce qui nous dispense, par la suite de faire jamais de Goelicke une critique en forme ; elle seroit peut-être plus volumineuse que ses ouvrages. Nous pourrions montrer encore qu'il se trompe au sujet de LACUNA, de PARÉ, du frere JACQUES, &c... &c.... Mais il est temps de passer au *studium medicum*.

Quiconque a eu occasion de consulter cet ouvrage de m. HALLER, doit s'être convaincu qu'il a demandé beaucoup de lectures; nous en sommes convenus: mais aussi l'on aura remarqué que le bibliographe se répete sans nécessité & sans s'en appercevoir; qu'il se contredit, qu'il donne de fausses notices, & qu'il porte des jugements dont on doit certainement appeller: on aura sans doute encore remarqué que souvent la même édition y paroît sous deux dates différentes. Voilà ce que nous avons avancé; voilà ce que nous sommes en état de prouver dans le plus grand détail; mais une discussion de cette nature nous meneroit bien loin; nous l'abrégerons, de peur d'abuser de votre complaisance.

M. Haller, *stud. medic.* pag. 787, fait mention de l'*Orthopédie* de m. ANDRI; il en donne une légere idée, & reproche à son auteur d'être un peu superstitieux, en ce que pour guérir les écrouelles, il propose, dit le critique, du drap de quatre couleurs qu'on aura calciné. Vous allez juger, monsieur, si le remede indiqué par

m. Andri est tel que l'annonce m. Haller, & s'il y a l'ombre de superstition dans sa formule. « On peut prendre quatre petits » morceaux de drap de diverses couleurs, » excepté le verd, un peu d'éponge & une » douzaine de cloportes. Les morceaux de » drap doivent être chacun du poids d'une » once, & l'éponge de deux : calciner tout » cela, & quand on l'aura bien réduit en » cendre, le partager en quatre doses » égales, pour être prises en quatre jours, » une chaque matin à jeun dans un œuf » frais, ou dans du pain à cacheter ». *Orthop. tom.* j, *pag.* 114.

Au même endroit, m. Haller fait dire encore très-gratuitement à l'auteur, que *la gibbosité dépend de la trop grande tension des muscles de l'abdomen.* Au lieu de cette assertion, on lit : *Orthoped. t.* ij, *p.* 136, 137. « Il est important de remarquer que » la courbure de l'épine ne vient pas tou- » jours du vice même de l'épine, mais qu'elle » procéde quelquefois de ce que les muscles » de devant sont trop raccourcis ». L'énoncé de m. Haller nous paroît très-différent de la pensée de m. Andri.

En parlant une seconde fois de cet ouvrage, pag. 927, m. Haller fait dire au même m. Andri, que pour prévenir les écrouelles, chez les enfants, il proscrit la bouillie faite avec le lait cuit, (*rejectâ im-*

primis pulte ex lacte cocto factâ). Consultez, monsieur, le *tom.* j. de l'*Orthop. pag.* 106, 107, vous n'y trouverez pas un mot de cela, puisque l'auteur demande pour la bouillie un lait léger; il défend, il est vrai, de leur en donner qu'ils n'aient six mois, mais il exige qu'elle se fasse avec de la *farine cuite*.

M. Haller annonce trois fois le *dictionnaire de médecine*, traduit de l'anglois de James; 1°. *page* 556, où la date de l'édition n'est pas marquée; 2°. *pages* 799, 800, où l'on donne la date de 1746, & *suiv.* 3°. enfin *page* 1001, où on la dit de 1747 & 1748. Est-ce là remplir la fonction d'un bibliographe exact. Quant au jugement qu'on porte de cette immense compilation, il est singulier. Après avoir dit, *page* 800, qu'on y trouvoit toute la chirurgie d'Heister, avec un grand nombre d'observations tirées des *transactions philosophiques*, & des *mémoires* de l'académie des sciences de Paris; & *page* 1001, qu'on avoit puisé la chymie dans Boerhaave, les présages ou le prognostic dans Hippocrate, la pratique dans Boerhaave & Hoffmann, l'anatomie dans Winslow, la chirurgie dans Heister; m. Haller ajoute, *desidero certè selectum, fontesque meliores :* mais pouvoit-il y avoir de meilleures sources que ces auteurs, dont les ouvrages sont loués mille fois par m. Haller lui même, dans son *studium medicum?* N'est-ce pas-là une contradiction manifeste? Il est pourtant vrai que ce recueil est fait sans goût, sans choix, & qu'il n'a jamais été regardé comme un bon ouvrage.

On trouve dans les œuvres de Jacques Guillemeau, un écrit intitulé : *Apologie pour les chirurgiens.* Quiconque tomberoit sur l'endroit où m. Haller en parle, *page* 971, croiroit bonnement que cet écrit ne contient autre chose que des exemples de traitements malheureux, sans qu'on puisse en rejetter la faute sur le chirurgien : il ne s'imagineroit pas que ce soit seulement la moitié du plan de l'auteur; il s'aviseroit encore moins de penser qu'il lui fallût avoir recours à la *page* 731, pour sçavoir que ce sont des histoires d'événements malheureux, dont le chirurgien n'est pas coupable, & des histoires de guérison où son industrie n'a point de part. Mais si l'on se donne la peine de lire cet écrit de J. G. la notice de m. Haller ne sera plus exacte : au reste il ne nous apprend pas que cette *apologie* fut imprimée séparément à Paris en 1593, *in*-12.

Voici un endroit où m. Haller n'est pas plus heureux que Goelicke. Nous tirerons ceci de la *page* 387. « *Inter libros Guil-*
» *lemæi conjunctim editos reperitur etiam*

» *liber* de generatione *collectus ex veteri-* » *bus, in quo præter alia, ex suis quingen-* » *tis observationibus, ossa pubis in partu* » *laxari defendit* ». 1°. Ce traité de la génération n'est pas de Jacq. Guillemeau; il fut seulement recueilli par lui des leçons de Courtin, médecin de la faculté de Paris: on seroit d'ailleurs tenté de soupçonner que m. Haller confond avec ce traité, celui d'Ambroise Paré sur le même sujet, que ce chirurgien dit lui-même avoir été tiré des anciens. 2°. Il sembleroit qu'on dût trouver, dans ce traité, cinq cents observations, parmi lesquelles quelques-unes prouveroient l'écartement des os pubis: il ne se trouve pourtant rien de semblable dans cet écrit de Courtin. On ne conçoit pas d'où vient une méprise si grande de la part d'un homme si érudit que l'est m. Haller. Mais où sont donc ces cinq cents observations de Guillemeau? On les chercheroit en vain, sous le titre d'*Observations*, dans les œuvres de ce chirurgien. Voici seulement ce qu'il dit (liv. ij, *de l'heureux accouchement*, pag. 298, édit. de ses œuvres, 1649, *in-folio.*): « Pour mon regard je » crois ce que l'expérience m'a fait voir, » m'étant trouvé depuis quarante ans aux » travaux de plus de cinq cents femmes, » desquelles j'en ai délivré quelques-unes » auxquelles manifestement j'ai entendu

» craquer & entr'ouvrir lesdits os, &c...

Nous allons vous produire encore l'exemple d'une méprise à laquelle on ne s'attendroit pas : elle se trouve *pag.* 1002, *sub fin.* où m. Haller s'exprime ainsi ; *Eamdem* (J. Z. Platneri) *vitam cum opusculis Platnerianis dedit* cl. ERNESTUS, *Lips.* 1749, *in*-4°. Ceci ne signifie-t-il pas que m. Ernest a donné au public les *Opuscula* de J. Z. PLATNER ? Ce n'est cependant pas à lui qu'on en a l'obligation, mais à son fils Fréderic, fort jeune alors, & l'aîné peut-être des deux enfants mâles du célèbre Platner. On a peine à concevoir comment m. Haller a pu tomber dans une erreur de cette nature, puisque l'épître dédicatoire au premier médecin du roi de Pologne est signée ainsi : *FRIDERICUS PLATNER.* Viendroit-elle de ce que m. Haller, dont presque tous les ouvrages sont écrits en latin, n'auroit pas entendu ce qui se lit à la fin de la vie de m. Platner ? Le fils venoit de rappeller les deux femmes qu'avoit eues son pere : il ajoute, en parlant de la seconde, *ex quâ, prœter eos, qui primâ infantiâ extincti sunt, me, Ernestumque, duasque filias suscepit.* D'après ce passage fidélement copié, on voit que le mot *me* convient, non à Ernest, mais à Fréderic, éditeur des *Opuscula*, & auteur de la vie abrégée de son pere, qui est à la tête du volume. Ils ont été imprimés en 1749, comme le dit en cet endroit m. Haller, qui pourtant, *pag.* 956, les place sous la date de 1748.

Encore un mot, & nous finissons. C'est avec douleur que nous avons vu m. Haller se permettre en quelques endroits, contre des personnes vivantes qu'il auroit dû respecter, des imputations odieuses : heureusement qu'elles sont ensevelies comme dans un bibliotaphe, d'où la malignité ne peut aisément lès tirer. Tout homme de lettres peut, il est vrai, s'ériger en censeur des ouvrages ; mais il ne doit jamais attaquer légérement l'honneur de qui que ce soit ; c'est un crime atroce. Il n'appartient qu'au magistrat d'informer contre les personnes, & de les juger.

Vous voyez, monsieur, combien peu on doit, en général, s'en rapporter à ceux qui ont travaillé sur l'histoire biographique & bibliographique de la médecine. Il est donc démontré qu'elle est encore à faire : mais ce ne sera pas en prenant tous ces auteurs pour guides, qu'on donnera jamais une histoire exacte de la médecine, de la chirurgie, de l'anatomie, de la chymie, &c.... On ne réussira qu'autant que l'on aura recours aux sources.

Ce 10 Octob. 1769.

LETTRE 5.

LETTRE 5.

1°. La cause de l'inoculation n'est pas jugée, monsieur ; la faculté de médecine de Paris n'a pu encore, d'après les pieces du procès, porter un jugement définitif sur une affaire aussi importante, & qui intéresse le sort de tous les hommes. Elle n'a sans doute remis à le donner que pour ramasser plus de faits ; mais de ces faits dont la certitude ne puisse être contestée. Car, il faut l'avouer, les partisans de l'inoculation & ses détracteurs ont quasi tous été enthousiastes ; & l'enthousiasme jette dans la défiance. Les premiers ont presque réduit le danger à zéro ; les seconds l'ont peut-être trop grossi. Ceux-là ont fait des raisonnements fondés sur des calculs & sur des proportions ; ils ont rendu la science des nombres arbitre de la vie des hommes : ceux-ci plus défiants, parcequ'ils étoient moins calculateurs, en ont appellé à l'expérience, qu'ils n'avoient pas, & qu'ils ne pouvoient avoir ; ils ont seulement produit quelques faits malheureux, dont leurs adversaires n'ont pas cru que l'inoculation fût responsable, ou qui ont été niés comme absolument faux. On s'est échauffé dans cette dispute, & on en est venu à une espece de guerre ouverte ; & le tout *pour le plus grand bien de l'humanité*. Actuellement les esprits paroissent moins agités ; la fermentation est diminuée, le champ de bataille est abandonné ; on ne voit plus que quelques troupes légeres se montrer un moment & disparoître. Chaque individu se croit maître aujourd'hui de se faire inoculer, lui, sa femme, ses enfants ; ou de prendre un parti contraire, & d'attendre pour soi & pour sa famille une maladie qu'il sera assez temps de combattre quand elle se montrera. Ainsi quelques inoculateurs ont de l'occupation à Paris ; & l'épidémie que l'inoculation entretient, (suivant leurs adversaires) donne lieu aux médecins d'exercer dans la capitale leur sagacité & leurs talents. Il n'en est pas de même chez la nation voisine : l'inoculation y fait toujours grand bruit ; c'est à qui inventera une nouvelle méthode ; c'est à qui perfectionnera celle qui est déja regardée comme la meilleure ; l'art de l'inoculateur est devenu chez eux un moyen pour établir sa fortune & sa réputation. Rien ne le prouve mieux qu'une brochure *, qui peut être regardée comme

* Précis historique de la nouvelle méthode d'inoculer la petite vérole, avec une exposition abrégée de cette méthode ; ouvrage destiné à montrer comment elle s'est établie en Angleterre, les grands succès dont elle y a été sui-

un monument élevé par la reconnoissance en l'honneur de m. Sutton, *homme ayant du bon sens & de la sagacité ;* mais *sans être docteur en médecine, ni gradué dans aucune université..... Chirurgien de profession, il pratiquoit aussi la médecine dans une province éloignée de la ville de Londres. Les dangers de la petite vérole l'ayant déterminé à se faire inoculer, il le fut vers l'année 1753, étant alors âgé de plus de cinquante ans. Les observations & les réflexions qu'il fit pendant le cours ou le traitement de son inoculation, celles qu'il eut occasion de faire dans la suite sur les personnes qu'il inocula lui-même, lui firent penser que la méthode qu'on suivoit étoit fort défectueuse.* En conséquence il inventa une nouvelle méthode d'inoculer, qui, à peu de chose près, est celle de la fameuse Thessalienne ; & pour le traitement, il inventa celui de Sydenham. Quel effort de génie ! Cependant on vient en foule à lui ; il inocule jusqu'à cent personnes à la fois : le nombre en est même porté jusqu'à quatre cents soixante-dix, au mois d'Août; « c'é» toit des moissonneurs, parmi lesquels il y

---

vie, & qu'elle est dûe incontestablement à m. SUTTON. Par m. POWER, *docteur en médecine, & instruit par l'auteur même de sa méthode.* A Amsterdam, & *se trouve* à Paris, chez Le Breton, imprimeur du Roi. 1769. Brochure in-12 de 119 pag.

» avoit des enfants au-dessous de deux mois,
» & des vieillards au-dessus de soixante-dix
» ans, des nourrices avec leurs nourissons,
» des mères avec leurs enfants; les moisson-
» neurs ne perdirent pas un jour de travail,
» & tous, sans en excepter un seul, furent
» parfaitement guéris ». Au milieu de ces succès brillants, la calomnie vient attaquer l'heureux m. Sutton; mais il en triomphe, & ses ennemis se retirent confus. Bientôt le concours de monde est si grand, qu'il ne peut y suffire seul : il instruit de sa méthode deux docteurs en médecine pour inoculer à sa place dans les comtés d'Essex & de Kent; ce fut en 1764. Pour lui il s'approche de Londres, où son nom étoit déjà fort connu dès 1766. C'est à une petite distance qu'il fixe sa demeure; on s'y rend en foule; il semble que c'est *le temple d'Epidaure, où les peuples accouroient autrefois pour chercher la santé.* Cependant les premiers médecins de Londres, témoins de ses succès, le regardent comme le plus habile de tous les inoculateurs. Un d'entr'eux, consulté par un homme de considération sur l'inoculation de ses enfants, donne, dit-on, une réponse conçue à-peu-près en ces termes : « Si j'avois un fils unique, ou si j'en
» avois dix, je voudrois sans balancer les
» faire inoculer par les Sutton : quant au
» nombre de ceux qui l'ont été par leur mé-

» thode, vous pouvez compter par trente » ou soixante mille ».

Vous êtes sans doute impatient de connoître en quoi consiste la méthode des Sutton (car ils sont au moins cinq) : nous allons le faire en deux mots. Ses adversaires la désignèrent d'abord sous le nom d'*innovation* ; il fut remplacé par celui de *nouvelle méthode :* elle est aujourd'hui généralement connue sous le nom de *méthode suttonienne*.

On commence par le choix du sujet ; on n'exclud guère que les pulmoniques, les hydropiques, & ceux qui ont la jaunisse ou des obstructions au foie ; on n'a aucun égard aux saisons, ni aux constitutions de l'air. On regarde la préparation comme une chose nécessaire ; la diéte, le régime végétal, les purgations en font tout l'appareil. Par l'effet des purgations, ces inoculateurs disent reconnoître sans équivoque si les remedes administrés dans le cours de l'inoculation peuvent produire l'effet qu'ils en attendent. « On observe dans » quelques sujets, dit m. Power, une anti- » pathie pour les purgatifs ; cette antipa- » thie est tantôt passagere, tantôt naturelle. » Pour reconnoître ce qui en est, nous leur » prescrivons un régime propre à faire ces- » ser cette disposition, & nous remettons » l'inoculation à un autre temps. Ce temps

» écoulé, nous répétons la même épreuve; » si leur antipathie subsiste toujours, nous » la regardons comme naturelle, ou com- » me appartenant au tempérament, & nous » renonçons à les inoculer : le premier cas » n'est pas rare ; le second ne se rencontre » presque jamais ». Si m. Power n'en avoit averti, on ne se feroit jamais imaginé qu'on eût employé des potions purgatives autres que celles que tout médecin connoît; c'est pourtant-là une partie de la mystérieuse méthode suttonnienne.

Mais ils ne laissent pas de dispenser de la préparation les personnes foibles & délicates, ainsi que ceux qui se trouvent dans des cas fort pressés, comme lorsqu'on peut craindre qu'une personne n'ait pris la petite vérole naturellement. Quant à l'insertion du pus variolique, elle se fait, non par une incision, mais par une simple piquure avec une lancette : cette derniere pratique, suivant m. Sutton, n'entraîne après elle aucun inconvénient. L'inoculation ayant opéré son effet, ce que ces messieurs sçavent au bout de 50 heures, ils déterminent avec certitude de quelle espece sera la petite vérole ; & d'après des *principes sûrs & invariables*, si la petite vérole tend à être d'une mauvaise espece, ou à produire beaucoup de boutons, ils sçavent la dompter ou la réduire à n'être qu'une *petite vérole légere*

& bénigne. Voilà sans doute, monsieur, la plus belle découverte qui ait jamais existé en médecine ! que de têtes précieuses elle va nous conserver ! Dans l'époque de l'éruption, & pendant tout le cours de la maladie, les inoculés prennent l'air, & vaquent à leurs affaires, à moins qu'ils ne soient d'une complexion trop délicate, ou que l'air ne soit trop froid.

D'après cet exposé succinct, vous vous croyez peut-être aussi en état d'exécuter l'inoculation que mm. Sutton & leurs disciples. Erreur : des gens qui secrettement se sont fait inoculer pour découvrir cette méthode, & qui ont dit la posséder, ont reçu de l'inventeur un démenti formel. Ils n'avoient appris que ce qui ne peut se cacher, la forme extérieure. Le voile du mystere est répandu sur le principal de la méthode suttonienne ; il n'est communiqué qu'aux disciples qui s'engagent, sans doute, par serment de ne pas le divulguer. Mais heureusement le nombre des *fideles* se multiplie ; quelques-uns même, dit-on, commencent à passer dans d'autres pays ; & s'ils ne peuvent eux-mêmes former de disciples, le genre humain en sera du moins dédommagé par les services qu'ils lui rendront personnellement.

Il faut vous épargner la discussion qui regarde les calculs sur lesquels on tâche d'étayer l'excellence de la méthode suttonnienne : nous serions trop longs ; mais il est juste que nous terminions cette notice par le résultat qu'en donne m. Power lui-même. Il tend à conclure que cette méthode « est » tellement sûre, que quand on voudroit » lui attribuer deux accidents arrivés pen- » dant le cours de vingt mille inoculations, » on trouveroit encore qu'il y a plus de dix » mille contre un à parier en faveur de » toute personne inoculée par cette mé- » thode, (&) que ce risque d'un dix-mil- » lieme étant supposé, & celui que l'on » court tous les mois d'être victime de la » petite vérole, étant d'un quinze-centie- » me, on peut comparer exactement l'état » de ces deux risques, & en déduire, par » conséquent, *que quiconque attend la pe-* » *tite vérole, court tous les mois un risque* » *d'en mourir, & cela pendant toute sa vie,* » *près de sept fois plus grand que celui* » *qu'il court une seule fois en se faisant* » *inoculer* ».

On n'est point surpris de voir m. Sutton s'envelopper du manteau de la charlatanerie ; mais on est révolté de voir un médecin s'en couvrir aussi. C'est bien le cas de lui dire, *tu quoque*.

II°. L'ouvrage dont nous venons de vous rendre compte, monsieur, nous conduit naturellement à vous parler de quelques autres. Vous avez été instruit dans le temps de ce qu'on pensoit ici sur le premier ouvrage * de m. Gardane; & votre lettre fait foi que vous en avez jugé de même. Mais il faut réparer une omission à l'égard d'un morceau du même auteur ** qui a paru depuis. Il tend à prouver que le projet d'anéantir la petite vérole, proposé par un médecin de beaucoup d'esprit d'ailleurs ***, n'est pas praticable. S'il pouvoit s'exécuter, il délivreroit l'humanité du fléau le plus destructeur. Mais auparavant ne faudroit-il pas connoître sa nature, sur laquelle on a aussi peu de lumieres que sur son origine? En effet, les uns prétendent que le venin varioleux est une contagion que nous apportons du sein de

---

* Observations sur la meilleure maniere d'inoculer la petite vérole; par J. J. GARDANE, *censeur royal*, *docteur-régent de la faculté de Paris*, *médecin de Montpellier*, *de la société royale des sciences de la même ville.*

Molliùs hodiè medicinam facimus, an meliùs? non adeò liquet. VAN SWIETEN, in aphor.

Paris, chez la veuve d'Houry, 1767, *in*-12 de 105 pages.

** Mémoire dans lequel on prouve l'impossibilité d'anéantir la petite vérole; pour faire suite aux *Observations sur la meilleure maniere d'inoculer*; par J. J. GARDANE... &c.... *Neque enim ullus tutus est, nisi qui prius morbum perpessus fuerit.* LISTER, de variol. Paris, veuve d'Houry, 1768, *in*-12. de 74 pages.

*** Projet d'anéantir la petite vérole; par m. Antoine LE CAMUS, *docteur-régent de la faculté de médecine de Paris*, &c. Paris, Ganeau, 1767, *in*-4°. & *in*-12.

notre mere : d'autres veulent que les vicissitudes des saisons donnent naissance aux épidémies varioleuses : un troisieme parti met en jeu ces deux causes, & fait déterminer l'une par l'autre : il en est enfin qui regardent la petite vérole comme communiquée à l'Europe, & ne se perpétuant dans cette partie du monde que par une suite de la premiere communication. Ce projet n'est nullement praticable dans les trois premieres hypotheses ; ce n'est qu'en admettant la quatrieme opinion, qu'on pourroit avoir conçu l'espérance de réussir. Les moyens, auxquels on auroit recours, seroient ou physiques, ou politiques. L'impossibilité de mettre en usage ceux-là est démontrée dans la premiere partie de ce mémoire bien fait, & l'insuffisance de ceux-ci dans la seconde, laquelle est terminée par la critique d'un ouvrage de m. Paulet*, au sujet duquel nous vous dirons seulement deux mots. On n'y trouve point ces détails vraiment neufs & curieux sur l'origine de la petite vérole, auxquels il sembloit qu'on dût s'attendre. Une traduction de Rhases,

* Histoire de la petite vérole, avec les moyens d'en préserver les enfants, & d'en arrêter la contagion en France, suivie d'une traduction françoise du traité de la petite vérole de Rhasès, sur la derniere édition de Londres, arabe & latine; par J. J. PAULET, *docteur en médecine de la faculté de Montpellier*. A Paris, chez Ganeau, *in*-12, 2 volumes.

qu'on annonce être faite sur la derniere édition arabe & latine, donnoit lieu de penser que l'auteur étoit versé dans ces deux langues, & qu'il avoit puisé dans les médecins arabes pour écrire l'histoire la plus exacte & la plus curieuse de cette maladie. *Parturient montes, nascetur ridiculus mus.*

Puis donc que nous ne connoissons pas encore bien l'origine de la petite vérole, ne seroit-il pas à souhaiter que quelqu'un voulût se charger de nous en instruire, & d'y joindre l'histoire de l'inoculation, avec une notice de tout ce qui a été écrit pour & contre? Quelque considérable que soit ce travail, par l'étendue des recherches qu'il demande, il n'est pas impossible; mais il faudroit qu'il fût entrepris par un homme impartial, & qui se contentât de rapporter les faits sans y donner un tour favorable ou défavorable, selon qu'il seroit, ou partisan, ou ennemi de l'inoculation. On doit regretter que m. de la Condamine, qui a lu tous les livres composés sur cette matiere, qui a suivi un grand nombre d'inoculations, qui a écrit un des premiers en France en faveur de cette pratique, qui possede, dit-on, la plus grande partie de tout ce qui a paru pour & contre; on doit regretter, disons-nous, que ce sçavant académicien ne se soit pa occupé de cet objet. Personne n'auroit été plus en état que lui d'exécuter parfaitement cette entreprise littéraire, pourvu toutefois qu'il n'eût pas perdu de vue la qualité d'historien.

III. On débite ici depuis peu un ouvrage,* qui ne seroit cependant plus une nouveauté, si on en jugeoit par sa date. C'est une collection des mémoires de l'académie royale de Prusse, lesquels ont pour objet la physique expérimentale. On n'y a point admis ceux qui regardent la chymie, parce qu'ils ont presque tous été donnés séparément. Nous ne vous rendrons point compte des pieces contenues dans cette collection, ce détail nous écarteroit de notre plan. Nous vous indiquerons seulement la marche que l'éditeur a suivie.

Le premier volume du recueil commence par un *discours préliminaire* de la façon de m. Paul : il renferme quarante-neuf articles, dont les douze premiers ne sont guère que

---

* Mémoires de l'académie royale de Prusse, concernant l'anatomie, la physiologie, la physique, l'histoire naturelle, la botanique, la minéralogie, &c. avec un choix des mémoires de chymie & de philosophie spéculative ; des discours préliminaires & des appendix, où l'on indique les nouvelles découvertes ; par m. PAUL, *correspondant de la société royale des sciences de Montpellier, associé à l'académie des sciences & belles-lettres de Marseille.* Avignon, J. Jos. Niel : 1768, *in-4°.* 2 vol.

l'analyse de douze extraits des mémoires de l'académie de B. qui font partie de l'histoire de cette académie, composée par M. Formey; les trente-sept autres articles sont les extraits des mémoires qu'on a rassemblés. C'est donc improprement que ce morceau porte le titre de *discours préliminaire*, terme qui présente une autre idée; celui d'*histoire* lui auroit mieux convenu. Il nous semble même qu'au lieu de répéter en partie ce qu'avoit dit le secrétaire perpétuel, m. Paul auroit dû commencer son travail où celui-ci avoit fini le sien.

L'éditeur, qui s'est rendu l'historien de l'académie de Prusse, critique & discute quelquefois, il le fait même avec avantage. Nous n'en produisons qu'un exemple: c'est dans l'extrait qu'il donne du mémoire de m. Heinius *sur l'origine des êtres animés*, suivant le système d'Hippocrate. Leur reproduction se fait-elle par des germes pré-existants? Cette question a partagé & partagera long-temps encore les physiciens. Par ce qui nous reste des écrits des anciens, il paroît qu'ils admettoient l'existence de ces germes. Héraclite, Pythagore, Hippocrate ont enseigné cette doctrine; on la trouve dans le *Timée* de Platon. Ces philosophes, dont m. Heinius académicien de Berlin a embrassé le sentiment, admettent des germes répandus dans l'atmosphere qui s'introduisent dans les corps animés, se mêlent au sang & aux humeurs, s'y vivifient, & portés de-là dans la matrice y sont fécondés, & s'y développent. On ne voit pas, dit m. Paul, pourquoi dans ce système la femme, de même que les femelles des autres animaux, auroient besoin du concours du mâle pour concevoir. N'ont-elles pas tout ce qu'il faut pour cela? une matrice & des sucs propres à faire éclore les animalcules? Diroit-on qu'ils ne peuvent s'introduire dans l'utérus que par la voie ordinaire de la génération? Ce seroit-là une supposition bien gratuite, dès qu'on les suppose flottants dans l'air, répandus dans toute la nature, & d'une petitesse inimagible. C'est avec la même force qu'il combat les sentiments de mm. Haller & Bonnet. Les recherches de mm. de Buffon, Needham, & de Maupertuis, opposées à celles des deux premiers, prouvent assez que la question n'est point encore éclaircie. Mais la reproduction par la greffe, la disproportion entre le cœur du poulet & le jaune qu'il vivifie, la nécessité de ranger les germes dans la classe des atômes, & de les supposer organisés, quoiqu'un atôme soit & homogene & indivisible; tout cela forme une somme d'arguments victorieux, qui achevent de détruire le système des œufs que mm. Haller & Bonnet ont essayé d'étendre sur les quadrupedes & sur les femmes, bien qu'il ne soit pas encore démontré que l'embryon se forme par cette voie. Il faut lire les raisons qu'en donne m. Paul dans l'ouvrage même. Il est vrai pourtant qu'après les avoir lues, la question n'en est pas plus décidée; mais du moins elles préviendront contre l'erreur, & on conclura avec l'auteur, que si elles ne répandent aucune lumiere sur le mystere de la génération, m. de Haller a mis trop de confiance dans ses propres recherches; que m. Bonnet son commentateur n'a pas assez maîtrisé son imagination; & qu'enfin le sentiment des germes pré-existants n'a été jusqu'à présent étayé que sur des raisons trop légeres & des expériences encore plus douteuses.

Après ce long discours préliminaire, qui est à tout instant coupé & interrompu par des citations, & dont l'unique but semble être de faire parade d'érudition, on arrive enfin fort heureusement à l'histoire de l'académie depuis son renouvellement en 1744, composée par m. Formey, qui n'a pas été au-delà de l'année 1745. Elle est suivie des *mémoires* qui forment le corps de l'ouvrage, puis d'un *supplément*, & enfin d'un *appendix* contenant quarante-sept morceaux tirés de l'année littéraire, du journal encyclopédique, du dictionnaire encyclopédique, du journal de médecine, de l'histoire naturelle de m.

de Buffon, &c. &c. &c. . . . . . . Vous sentez monsieur, quelle confusion doit régner dans ce recueil. L'appendix n'est guère fait que pour le discours préliminaire ; on se seroit sûrement bien passé de l'un & de l'autre, & sur-tout de l'appendix. Mais comment concevoir que m. Paul ait été obligé de traduire de latin en françois un bon nombre de mémoires, après ce qu'il nous dit *pag.* iij. du discours préliminaire : » L'honneur que » l'académie royale de Prusse a fait à notre » langue, en la préférant à la langue natio- » nale & au latin, est un hommage plus » glorieux à la France que des victoires & » des conquêtes «. Ceci semble d'abord contradictoire ; mais la contradiction disparoissoit, si m. Paul eut dit qu'en préférant la langue françoise, l'académie n'excluoit pas celle des Romains.

Quoi qu'il en soit, vous ne devez pas vous prévenir, monsieur, contre la partie essentielle de l'ouvrage dont m. Paul est l'éditeur & quelquefois traducteur. Les mémoires, qui y sont contenus, ont été composés par des philosophes & des physiciens distingués ; ce qui en rend la collection précieuse, & digne de trouver place dans la bibliotheque de tous les sçavants. Nous vous parlerons, monsieur, du second volume dans une autre lettre.

Ce 20 octobre 1769.

LETTRE 6.

LETTRE 6.

I. En attendant, monsieur, que nous revenions sur les productions académiques de m. Ferrein, comme nous vous l'avons promis, nous allons vous parler d'un bachelier de la faculté de Paris, universellement regretté. Quoique sa carrière ait été courte, il s'est assez montré pour faire voir jusqu'où il pouvoit aller, s'il eût vécu davantage.

Louis-Antoine-Prosper, fils de m. Hérissant, imprimeur du cabinet du roi, naquit à Paris le 27 juillet 1745. Ses pere & mere, sentant tout le prix d'une bonne éducation, le confierent à des maîtres capables de répondre à leurs desirs. Le vœu des premiers, & le soin des seconds ne furent pas inutiles. Le jeune Hérissant, qui avoit reçu de la nature un tempérament foible & délicat, n'avança point autant dans ses premieres années que les enfants de son âge. Sa santé demandoit des ménagements qui retarderent d'abord ses progrès; mais lorsqu'elle put s'en passer, il répara bien-tôt un temps de la perte duquel il n'étoit point coupable. L'ardeur & les succès de ses freres exciterent dans son ame l'émulation; & l'histoire littéraire qu'on lui mit de bonne heure entre les mains, lui fit connoître des hommes célebres en tout genre, sur les traces desquels il se proposa de marcher. Ce fut en troisieme, vers sa quatorzieme année que son esprit parut sensiblement se développer, se fortifier & s'étendre; & en rhétorique, il mérita d'être couronné publiquement des mains de m. le recteur de l'université de Paris, en 1761. N'omettons pas qu'il s'étoit assez familiarisé avec la langue grecque, pour être en état de traduire les morceaux les plus difficiles. Il ne se distingua pas moins en philosophie; il y soutint des theses où il fut généralement applaudi. Plusieurs personnes regretterent dès-lors que des talents aussi marqués, pour devenir un jour célebre dans la république des lettres, allassent se perdre & comme s'ensevelir dans le commerce de la librairie: état auquel sa famille le destinoit.

Il étoit en physique lorsque la faculté de médecine de Paris proposa pour le sujet d'un prix l'éloge d'un ancien, mais illustre maître de cette sçavante école, *Louis Duret*. Ce sujet lui plut; il tenta de le traiter: mais cette composition, qui fut la premiere de sa plume, & qui décéloit son penchant pour la médecine, ne fut point envoyée au concours. Une personne, qui l'a lue, nous a assuré qu'elle contenoit des recherches qui ne se trouvent point dans l'éloge qui fut couronné. Ce dernier * est de m. Chomel, docteur régent de la même faculté, qui depuis long-temps s'occupoit à ramasser des matériaux pour l'histoire de la faculté de Paris, & qui à ce titre sembloit devoir remplir d'une maniere plus satisfaisante qu'il ne l'a fait, le sujet proposé.

Cette même année, l'académie d'Amiens an-

---

* Eloge de Louis DURET, médecin célebre sous Charles IX & Henri III. Ouvrage, qui au jugement de la faculté de médecine de Paris, a remporté le prix proposé cette année; *par m. J. B. L. CHOMEL, conseiller, médecin vétéran ordinaire du roi, docteur-régent de la faculté de médecine de Paris, associé honoraire du collége royal des médecins de Nanci.*

Historia, quoquo modo scripta, delectat. PLIN. epist. 8, lib. V.

Paris, chez Aug. Martin Lottin, 1765, in-12 de 63 pag. & la préface de XIX pag.

nonça qu'elle distribueroit un prix au meilleur éloge de Ducange. Le seul *accessit*, qu'elle accorda, fut assigné au mémoire qu'avoit composé le jeune Hérissant. Nous l'avons lu manuscrit avec plaisir; c'est l'ouvrage, il est vrai, d'un jeune homme qui essayoit ses forces; celui qui sortit de sa plume l'annee suivante est bien supérieur : mais en peignant Ducange, on voit qu'il s'est plû à insister sur les vertus de ce sçavant; ce qui annonce la vive impression qu'elles faisoient sur son cœur. Son ame sensible retrace avec complaisance la tendresse filiale de son héros, parce qu'elle étoit dans la sienne; il loue sa générosité, parce qu'il en sentoit le prix; il vante sa modestie, parce que lui-même étoit modeste; son amour pour le travail, parce qu'il en connoissoit l'utilité & qu'il en avoit le goût; son patriotisme, parce qu'il sçavoit que c'est la vertu des grands cœurs; sa religion enfin, parce qu'elle est la base de toutes les vertus, dont les exemples d'ailleurs se renouvelloient chaque jour sous ses yeux, dans la maison paternelle.

Quoique destiné au commerce de la librairie, le jeune Hérissant obtint cependant la permission de prendre le grade de maître-ès-arts; mais on ne lui accorda pas si facilement celle de suivre son penchant pour la médecine; ce qui le détermina à prendre des inscriptions aux écoles de la faculté, à l'insçu de son pere, qui sans doute ne parut long-temps inflexible, qu'afin d'être plus assuré des véritables dispositions du jeune homme. Ce fut dans ce temps de gêne & de contrainte, qu'il composa un petit poëme latin * d'environ cent soixante vers hexametres, dans lequel, après

* *Typographia*, in-4.

avoir décrit l'art de l'imprimerie, il fait connoître les imprimeurs les plus habiles ; ce morceau a mérité les suffrages de plus d'un connoisseur. Il lui fut enfin permis d'embrasser un état pour lequel il paroissoit être né : libre & exempt de toute contrainte, ses études furent plus suivies, son ardeur augmenta, ses idées s'étendirent, son goût se fortifia.

Ces premiers essais enhardirent m. Hérissant, & l'animerent à travailler à l'éloge de Gonthier d'Andernac, que la faculté de Paris proposa pour le sujet du prix de 1765. Il ne partagea avec personne les honneurs du triomphe, & fut couronné seul. Cet éloge imprimé, que nous avons lu dans le temps *, nous a paru au-dessus des forces ordinaires de son âge ; tout le monde en jugea de même, & y applaudit. L'académie de Béziers, & la société des sciences & belles-lettres d'Auxerre l'en récompenserent, en l'admettant au nombre de leurs membres.

Cette derniere production prouvoit qu'il étoit capable de se livrer à des recherches plus longues & plus étendues, & l'honneur d'avoir mérité dans cette occasion les suffrages de la faculté, l'excita à redoubler ses efforts pour soutenir & pour augmenter une réputation naissante. On peut dire qu'il sçut bien profiter de son temps, & qu'il orna son esprit d'un grand nombre de connoissances qui conduisent à former l'habile & le sçavant médecin. Après avoir enfin satisfait aux

---

* Eloge historique de J. GONTHIER d'Andernac, médecin ordinaire de François I, avec un catalogue raisonné de ses ouvrages. Discours qui a remporté le prix proposé pour l'année 1765, dans la faculté de médecine de Paris; *par* LOUIS-ANTOINE-PROSPER HERISSANT, *étudiant en médecine de l'université de cette ville.* Paris, de l'imprimerie de Jean Th. Hérissant, 1765, *in*-12. de 88 pag.

études légales, il se présenta à la faculté de Paris, & fut reçu bachelier au commencement de 1768. Il soutint sa premiere these, qu'il composa lui-même & qui est fort bien écrite, le 24 novembre de cette même année : en voici le sujet, *An à substantiæ terreæ intra poros cartilaginum appulsu durities? affirmativè.* Il fut aussi l'auteur de la seconde, dans laquelle il examine, *An corpora quæ lentè extenuata sunt, lentè reficienda; quæ verò brevi, celeriter? affirmativè.* Elle fut soutenue le 16 mars 1769; & n'est pas moins bien écrite que la précédente.

C'est à quoi se termine tout le travail de m. Hérissant comme bachelier de la faculté, puisque la mort l'a enlevé au milieu d'une carriere dont le terme ne pouvoit être que glorieux : ce fut le 10 août 1769, âgé de 24 ans & 14 jours.

Mais le fond de connoissances qu'il s'étoit acquis, ses lectures, ses recherches, ses notes, ses observations, l'avoient encore mis en état de travailler pour l'utilité publique. On en trouve une preuve non équivoque dans le tome premier de la nouvelle édition de la *bibliotheque historique* du pere LE LONG *. Le chapitre second, qui regarde l'histoire naturelle du royaume de France, étoit très-imparfait dans la premiere édition de ce grand ouvrage; m. Hérissant l'a refait en entier; il commence à la *page* 127, *numéro* 2376, &

* Cette nouvelle édition, qui sera composée de quatre volumes *in-fol.* dont le premier a paru chez J. Th. Herissant, Paris, 1768, est dûe aux soins de m. FEVRET DE FONTETTE, conseiller au parlement de Dijon; magistrat éclairé, qui à ses connoissances sur le droit public & la jurisprudence françoise, en joint de supérieures sur l'histoire de France, & qui a recueilli une ample collection de morceaux curieux, lesquels sont l'éloge de son goût pour l'antiquité nationale, & prouvent en même temps son zele ardent pour la gloire de son pays.

s'étend inclusivement jusqu'à la *page* 218, *numéro* 3729. On nous apprend que plusieurs personnes, contentes de ce morceau, l'avoient engagé à en donner une édition séparée *in*-8. En conséquence il avoit composé, pour y servir de préface, un discours sur l'étude de l'histoire naturelle, & en particulier de celle de France ; ce volume devoit paroître dans le courant de l'année ; il faut espérer que le public n'en sera pas privé.

Nous sçavons encore qu'il avoit presque fini un catalogue raisonné de plantes rares, auquel un de ses amis s'est chargé de mettre la derniere main, & qui verra le jour l'année prochaine.

Il méditoit d'élever par la suite un monument bien flatteur pour la faculté de médecine de Paris; c'étoit l'histoire des docteurs de cette école, qui soutient avec éclat la réputation bien méritée dont elle jouit depuis plusieurs siecles. M. Bertrand le pere avoit formé ce projet ; il s'en étoit occupé long-temps, & a laissé des matériaux immenses écrits en latin. M. Bertrand le fils qui en est possesseur, & qui desiroit exécuter ce projet, jugea d'après l'éloge de Gonthier d'Andernac, que m. Hérissant étoit en état de l'aider dans son travail ; il le pria donc d'être son co-opérateur ; il lui confia tout ce qu'il avoit de richesses, & le pria de mettre en ordre ces matériaux & de les traduire. M. Hérissant y travailloit sérieusement, & se proposoit de refondre le tout. Le discours préliminaire, qui devoit être à la tête de l'ouvrage, est fait ; il contient l'histoire de la médecine sous les Gaulois, & sous les deux premieres races de nos rois ; il la conduit jusqu'à l'institution de la faculté de Paris.

Un ouvrage, qu'on ne sçauroit trop estimer, &

qui eſt de main de maître, * avoit fixé ſon attention. La lecture réfléchie qu'il en avoit faite, l'utilité qu'il en avoit retirée, celle qu'il penſoit devoir réſulter en le mettant à la portée d'un plus grand nombre de perſonnes, l'avoit fortement déterminé à en donner une traduction françoiſe raiſonnée.

A tant d'ardeur pour le travail, ſe joignoient d'excellentes qualités qui le rendoient extrêmement recommandable, & qui augmentent encore les regrets de ceux qui l'ont connu. Il manqueroit quelque choſe à l'éloge de m. Hériſſant, ſi nous n'en tracions pas le portrait.

Fils reſpectueux, ſoumis & tendre; ami ſincere; ardent à obliger; ennemi de toute défiance, & naturellement diſpoſé à penſer favorablement de tout le monde, ſa droiture oppoſoit une cuiraſſe à l'épreuve des traits de la médiſance & de la calomnie : prudent & circonſpect dans ſa conduite, mais ſans feinte & ſans diſſimulation, il ſçavoit éviter tout ce qui auroit pu le porter à de fauſſes démarches : toujours en garde contre les inconvénients de la précipitation, il étoit lent à ſe décider: bien qu'il fût ferme à ſoutenir le parti de la vérité qu'il avoit embraſſé, il n'en étoit pas moins prompt à abandonner celui de l'erreur, parce qu'il connoiſſoit les ridicules de la préoccupation & les dangers de l'entêtement. Le ſecret, qu'on lui avoit confié, étoit conſervé dans ſon cœur comme dans un ſanctuaire impénétrable;

---

* *Noſologia methodica ſiſtens morborum claſſes, genera & ſpecies, juxta Sydenhami mentem & botanicorum ordinem*; auctore Fr. de Sauvages, regis conſiliario ac medico, in Monſpelienſi univerſitate medicinæ; olim botanices profeſſore regio; &c. . . . . *Amſtelodami, ſumptibus fratrum De Tournes*, 1763, *in*-8. 5 vol.

On a depuis réimprimé cet ouvrage *in*-4. avec un ſupplément pour l'*in*-8.

à cette vertu, il en joignoit une autre non moins estimable & aussi rare, la discrétion. Nous n'ajouterons qu'un mot sur son esprit; les idées s'y peignoient avec autant de vivacité que de netteté; il les rendoit clairement & avec précision. Si le poëte lyrique avoit eu à consoler un pere & une mere comme ceux de m. Hérissant, il n'auroit point dit comme à Valgius,

Tu semper urges flebilibus modis
Mysten ademptum.

II. Un des plus beaux génies du seizieme siecle, François Bacon, a semé dans ses ouvrages mille germes de connoissances, qui, pour se développer, n'avoient besoin que d'être échauffés par des esprits ardents, laborieux & observateurs. De combien de découvertes utiles dans les sciences & les arts il a été la source! Mais quels forts arguments ne produit-il pas pour animer les physiciens à rechercher les causes qui favorisent la putréfaction, ou qui en arrêtent les progrès? Sa sagacité lui fit dès-lors entrevoir que ce phénomene, qui chaque jour se répete autour de nous, étant une fois bien connu, devoit porter la lumiere sur les opérations de la nature les plus secrettes, & aider à arracher ce voile épais qui les dérobent à nos yeux.

Cet objet important, sur lequel les physiciens qui sont venus après lui se sont contentés de jetter quelques regards passagers, a mérité depuis peu l'attention de plusieurs sçavants, qui successivement se sont occupés à faire des expériences sur la putréfaction. C'est avec plaisir que nous vous rappellons, monsieur, les noms de Pringle, * de

* *Son traité sur les substances septiques & anti-septiques est ren*

Gaber, de Macbride, * de Gilbert, de Coulas, de Paul; qui tous en ont observé les phénomenes. Il faut mettre au nombre de ces observateurs le traducteur des leçons de chymie de Shaw. ** Nous ne devons pas oublier que m. Gardane, en même temps que ce dernier, a exercé sa sagacité dans de semblables expériences, qu'on trouve rapportées dans une these soutenue aux écoles de la faculté de Paris en 1766. Ce morceau est inséré dans un ouvrage *** qui a paru au commencement de cette année. La plupart des choses, qui composent ce volume, ne sont pas neuves; mais elles ont cependant le mérite de la nouveauté; elles paroissent pour la premiere fois en notre langue. On doit sçavoir gré à l'éditeur du soin qu'il a pris de les mettre au jour. Il ne faut

---

fermé en VII mémoires; on les trouve à la fin des observations sur les maladies des armées, &c. traduit de l'anglois. Paris, Ganeau, 1755, *in-12.* 2 vol.

* Experimental essays, on the followings subjects; 1.° on the fermentation of alimentary mixtures; 2.° on the nature and properties of fixed air; 3.° on the respective powers, and manner of acting of the differend kinds of antiseptics; 4.° on the scurvy, with a proposal for trying new methods to prevent or cure the same at sea; 5.° on the dissolvent power of quick-lime, illustrated with copper plates: *by* DAVID MACBRIDE, *surgeon.* London, Millar, 1764, *in-8*. Cet ouvrage a depuis été traduit & imprimé en France.

** *Son ouvrage instructif, & peut-être pas assez connu, est intitulé:* Essai pour servir à l'histoire de la putréfaction, &c.... Paris, Didot le jeune, 1766, *in-8*.

*** Essai sur la putréfaction des humeurs animales, sur la suppuration & sur la croûte inflammatoire, traduits du latin de differents auteurs; auxquels on a réuni toutes les expériences détachées, relatives à cette question, avec une dissertation sur la salive, & des réflexions sur tous ces objets: *par* J. J. GARDANE, *censeur royal, docteur-régent de la faculté de Paris, médecin de Montpellier, de la société royale des sciences de cette derniere ville, & de celle de Nanci.*

Origo medicinæ & quidquid solidioris eidem inest, ab experientiâ potissimùm provenit. BAGLIVI.

Paris, veuve D'Houry, 1769, *in-12*.

cependant pas croire qu'il n'y ait rien mis du ſien. On y lit avec plaiſir le diſcours préliminaire, où il fait l'hiſtoire de tout ce qui regarde les recherches & les expériences ſur la putréfaction. Il a même ajouté des réflexions placées à la ſuite de quelques pieces de ce recueil.

III. L'académie de Dijon, qui ſe diſtingue par l'ardeur que montrent ſes membres pour le progrès des ſciences, & ſur-tout par le choix qu'elle ſçait faire des ſujets propoſés pour les prix qu'elle diſtribue chaque année, avoit annoncé pour celui de 1767,

De déterminer ce que ſont les anti-ſeptiques, conſidérés dans le ſens le plus étendu :

D'expliquer leur maniere d'agir :

De diſtinguer leurs différentes eſpeces :

De marquer leur uſage dans les maladies.

L'importance de l'objet anima plusieurs perſonnes à travailler ſur cette matiere. Un grand nombre de mémoires furent envoyés à l'académie; parmi leſquels trois * balancerent les ſuffrages de cette ſçavante compagnie. Le plus grand nombre s'eſt réuni en faveur du mémoire de m. de Boiſſieu **, comme ayant le mieux rempli les vues de l'académie.

Quoique m. de Boiſſieu ait profité des lumieres des écrivains qui l'ont précédé, il ne s'eſt pas cru

* *Ils viennent d'être imprimés tous trois ſous ce titre :* Diſſertations ſur les anti-ſeptiques, qui ont concouru pour le prix propoſé par l'académie des ſciences, arts & belles-lettres de Dijon en 1767, dont la premiere a remporté le prix, & dont les deux autres ont partagé l'*acceſſit*; imprimé par ordre de l'académie. A Dijon, Fr. Des Ventes; & à Paris, Des Ventes de la Doué, 1769, *in*-8. de 416 pages, & le diſcours du ſecrétaire de XIV pages.

** *Docteur en médecine de la faculté de Montpellier, profeſſeur aggrégé au collége des médecins de Lyon.*

dispensé de commencer par observer lui-même les phénomenes de la putréfaction ; c'est d'après ses propres observations bien méditées qu'il a élevé son système, légitimement couronné. Les anti-septiques, selon lui, sont des remedes capables de défendre des impressions de l'air extérieur, de conserver l'air fixé dans les corps ou de le leur rendre quand ils l'ont perdu. Mais comment agissent-ils? c'est, répond ce médecin, tantôt en raffermissant des solides trop foibles ou trop relâchés, tantôt en assouplissant ceux qui sont distendus, tantôt en calmant une chaleur immodérée, tantôt en donnant de l'activité à des humeurs trop engourdies, tantôt enfin, en interrompant la communication & prévenant la contagion, & par ce moyen s'opposant à la dissipation de l'air fixé, à la naissance & aux progrès de la putréfaction; ces mêmes remedes, fermentant avec les matieres animales, présentent aux vaisseaux inhalants, intérieurs ou extérieurs, un air élémentaire qui pénetre la masse humorale & les solides, & par sa réunion aux parties qui en étoient privées, rend aux unes leur densité, leur force de résistance & de contractibilité, aux autres leur douceur & leur consistance; en un mot, fait disparoître la putridité. Quant au troisieme point de la question, m. de Boissieu y répond en deux mots, en disant que presque tous les remedes connus sont anti-septiques; mais cependant pour fixer davantage les objets, il les a rassemblés dans une table, dans laquelle ils sont distribués pas classe & par sections relatives à la faculté qu'ils ont de prévenir, retarder ou corriger la putridité, à la maniere dont ils sont employés, enfin à leur qualité particuliere.

Le quatrieme point de la question, qui a fait le triomphe de m. de Boissieu, est aussi le plus étendu ; les détails, dans lesquels il entre à cet égard, sont instructifs : nous ne pourrions le suivre sans passer les bornes d'une lettre, & sans nous écarter de notre plan.

Deux autres mémoires ont partagé l'*accessit*.

Le *premier* est celui de m. Bordenave, * dont le secrétaire de l'académie parle ainsi : Si m. Bordenave, qui a fait un très-heureux usage de la découverte de Macbride, ne partage pas le prix avec m. de Boissieu, c'est qu'on auroit desiré qu'il eût traité la partie médicinale avec autant de supériorité que la chirurgicale.

Les anti-septiques, suivant m. Bordenave, sont tous les remedes, qui pris intérieurement ou appliqués extérieurement, arrêtent la pourriture, en diminuent les effets, ou même la dissipent, soit en altérant les humeurs, soit en agissant sur les solides.

D'après le détail dans lequel il entre ensuite, il conclud que la maniere d'agir des anti-septiques n'est pas la même dans tous les cas, qu'elle doit varier autant que les causes & les especes de pourriture, & qu'il faut, par ces considérations, distinguer différentes classes de ces remedes. Ce sont, suivant lui, des *relâchants*, des *stimulants*, des *astringents*, des *balsamiques*, des *desséchants*, des *caustiques* ; cet ordre établi pour les especes est celui que suit m. Bordenave dans l'exposition de leur usage. Nous ne sçaurions vous donner une idée de cette explication ; mais il l'a fait en chirurgien également versé dans la pratique & dans

* *Professeur royal, commissaire pour les correspondances de l'académie royale de chirurgie, associé des académies des sciences de Rouen, de Florence, &c.*

la théorie de ſon art ; l'académie elle-même en eſt convenue, & le public ne démentira point ce jugement, tout à l'honneur de m. Bordenave. S'il eût fait un pas de plus, il partageoit les honneurs avec m. de Boiſſieu ; mais dans un art diviſé en pluſieurs branches, il n'eſt guere poſſible qu'on ſoit également habile dans toutes ; il y en a toujours une qu'on poſſede mieux, parce qu'on y a plus de goût ; la préférence qu'on lui a donnée ſe montre néceſſairement, lorſqu'on diſſerte ſur un point qui regarde la totalité de l'art.

Le ſecond mémoire, qui a mérité de partager l'*acceſſit*, eſt de la compoſition de m. Godart *. Voici, monſieur, le jugement qu'en porte l'académie, par la bouche de ſon ſecrétaire : Quoique l'ouvrage de m. Godart ſoit réellement celui d'un homme de génie, quoiqu'il ſoit très bien fait & très utile ; ce medecin, qui n'a pas conſidéré les anti-ſeptiques comme capables de corriger la putridité au point de rendre aux ſubſtances leur conſiſtance naturelle, a cédé l'avantage de la diſpute à ſes concurrents. La decouverte de cette propriété des anti-ſeptiques eſt, il eſt vrai, très nouvelle. Il eſt évident que m. Godart n'avoit aucune connoiſſance des eſſais de Macbride, lorſqu'il a écrit ce ſçavant & bon mémoire qu'il a envoyé au concours ; mais il en réſulte toujours que ſon ouvrage a un degré d'utilité de moins que ceux de ſes rivaux, qui ont tiré le plus grand parti de la découverte de Macbride.

Le mémoire de m. Godart eſt précédé du détail des experiences qu'il a faites.

Les remedes antiſeptiques, pris dans le ſens le

---

* *Docteur en médecine, de réſidence à Vervier près Liége, qui remporta il y a trois ans le prix des* antiſpaſmodiques.

plus étendu, sont, suivant ce médecin, tout ce qui diminue la chaleur des mixtes, qui est au-dessous du trente-cinquieme degré réaumurien, ou qui augmente celle qui est au-dessus de ce terme; tout ce qui favorise leur transpiration; tout ce qui s'oppose à l'éloignement réciproque de leurs éléments, ou augmente la force par laquelle ils s'alterent mutuellement; par conséquent les remedes, qui ont la vertu de prévenir ou d'arrêter la putréfaction, sont toniques à l'égard des solides; coagulants à l'égard des fluides; antipyrétiques, relativement aux entraves qu'ils donnent à l'élément du feu; ou, ce qui revient au même, que les remedes antiseptiques, considérés sous un point de vue qui embrasse leur action générale sur les matieres corruptibles, sont d'une nature condensante: en effet, soit qu'ils moderent la chaleur putréfiante, & empêchent par-là le dégagement & la dilatation de l'air, l'évaporation de l'eau, l'exaltation des huiles, la volatilisation, l'alcalescence des sels, soit qu'ils ramenent directement ou indirectement les atômes écartés à leur premier point du contact; le résultat de tous ses effets est une vraie condensation opposée à la raréfaction; par conséquent la nature des anti-septiques est condensante.

La maniere d'agir des anti-septiques, dit m. Godart, consiste en ce qu'ils font cesser les causes de la réunion du feu; en ce qu'ils le dérivent ou l'attirent des putrescibles, lorsqu'il y est amassé; en ce qu'ils lui ôtent ses armes; en ce qu'ils garantissent les éléments de ses impressions: c'est-à-dire, que ces remedes préservent les corps de pourriture, tantôt en les rafraîchissant, tantôt en les ventilant, tantôt en les fortifiant: qu'ils les rafraîchissent en modérant les frottements de la circulation ou les agents méchaniques de la chaleur, l'agitation inteſtine ou les agents chymiques ; & en diminuant la ſomme du feu qui réſulte de ces deux ſortes de frottements : ce qu'ils font d'une maniere poſitive ; lorſqu'ils l'aſpirent par le méchaniſme de la diſſolution ; d'une façon négative, lorſqu'en ayant moins que les putreſcibles, ceux-ci leur en communiquent en conſéquence de l'équilibre que cet élément affecte : qu'ils les ventilent, ou en les garantiſſant des miaſmes putrides avant l'infection, ou en les en débarraſſant après l'infection ; qu'ils les fortifient enfin, en reſſerrant leurs éléments par la force de l'attraction, ou en s'oppoſant à leurs écartements par l'efficacité de la preſſion.

C'eſt de ces effets que m. Godart diviſe les anti-ſeptiques en trois genres, qui ſe ſoudiviſent en autant d'eſpeces.

1.° Le genre *rafraîchiſſant*, qui renferme les antipyrétiques, les tempérants & les relâchants :

2.° Le genre *ventilant*, qui contient les évacuants, *à priori* & *à poſteriori* :

3.° Le genre *fortifiant*, qui eſt compoſé d'acerbes, d'aſtringents, d'amers & d'aromatiques.

L'auteur marque enſuite l'uſage des anti-ſeptiques dans les maladies, d'après les diviſions qu'il en a faites.

Telle eſt, monſieur, la marche qu'ont ſuivie ces trois concurrents, dont l'académie de Dijon a loué dignement le zele & le travail, même en les jugeant, & en les plaçant à des diſtances différentes ; elle regrette en effet ſincérement de n'avoir pas eu trois prix à adjuger.

S'il a fallu beaucoup de sagacité pour travailler sur un objet aussi vaste, sur lequel on n'a peut-être encore que des rayons de lumiere, quelle finesse n'a-t-il pas fallu pour apprécier trois mémoires profonds, solides, & qui élargissent la route d'une carriere longue à parcourir sans-doute, mais dont le terme ne sçauroit être qu'avantageux pour l'art & pour l'humanité ?

Nous avons l'honneur d'être,

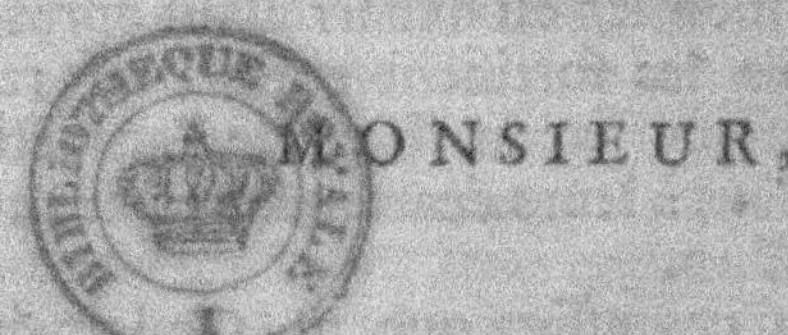

MONSIEUR,

Vos très-humbles & très-obéissants serviteurs.

Ce 30 octobre 1769.

www.ingramcontent.com/pod-product-compliance
Ingram Content Group UK Ltd.
Pitfield, Milton Keynes, MK11 3LW, UK
UKHW021556260726
13993UKWH00002B/865